Medical English

語源で学ぶ
メディカル・イングリッシュ
550
Hirai Mitsuko

平井美津子 ◆著

南雲堂

語源で学ぶメディカル・イングリッシュ 550
Copyright ⓒ 2011
by
Mitsuko Hirai

No part of this book may be reproduced in any form without written permission from the authors and Nan'un-do Co.,Ltd.

はじめに

　十数年前、初めて arteriosclerosis を論文で見たとき、目をこらして英語辞書をひいたにもかかわらず、この単語を覚えきれなかったことが執筆のきっかけとなっています。本書を手にした皆さんも、多かれ少なかれこういう経験をされているのではないでしょうか。本書では次のような特徴があります：

1. 重要度を示す★印をつけました。暗記の際は、まず★★★から取りかかってみてください。

2. どのようにメディカル・イングリッシュが成り立っているかがわかるように、1語1語をできるだけ丁寧に分解しました。

3. メディカル・イングリッシュは歴史が古く、色々なエピソードがあります。コラムにあるエピソードは暗記の際の手助けとなります。

4. 注釈で文法的な解説をしています。

　メディカル・イングリッシュの基本となる古典ギリシャ語やラテン語は、英語に入って脈々と受け継がれ、現在も新しい単語を次々と生み出しています。そのため習得には地道な努力が必要となりますが、本書がその一助になることを願っています。

　本書作成中、いつもあたたかい励ましの言葉をかけていただきました長崎国際大学元副学長・関家新助先生には心から感謝の意を表したいと思います。南雲堂営業部・原島亮氏には出版という貴重な機会を与えていただき、編集作業で多大なご尽力をいただきましたこと、心よりお礼を申し上げます。最後に、私に研究の場を与えてくださった㈻九州文化学園理事長・安部直樹先生に深謝申し上げます。

平井　美津子

1．医学英語の歴史

　医学用語は歴史が古く、古代ギリシャの医学の父ヒポクラテス（Hippocrates：BC460-377頃）が、医学に関する著作を母国語であるギリシャ語で書き、科学としての医学を発展させたことから始まります。その後ローマ帝国（BC27-1453）の繁栄とともに、古代ローマ人はギリシャ語を多く取り入れてローマ字化していき、同時に彼らの言語であったラテン語も医学の言語として取り入れていきました。14〜16世紀、イタリアを中心に西欧で古典文化を復興しようとする大規模な文化運動が起こりました（ルネサンス）。これを機に、英語圏での知識の拡大に対応するために、多数のギリシャ語・ラテン語が英語の中に取り入れられました。

　19世紀に入り、めざましい科学、医学の進歩とともに、多くの専門用語が必要となり、英語圏で新しい語が作られていきました。この頃に作られた医学英語は新規で英語から作られたものもありますが、やはりギリシャ語・ラテン語を基本として語を作り、英語化していきました。例えば、arteriosclerosis（動脈硬化）は、ギリシャ語 *arteria*（動脈）＋ *skleros*（硬い）＋ *osis*（状態）から成り立っています。このように現在でも多くの新しい医学英語は、ギリシャ語・ラテン語をもとに体系的・合理的なルールのもとで作られています。

2．医学英語の成り立ち

　医学英語の基本構造は、一般英語と同様

接頭辞 ＋ 連結形（語根 ＋ 連結母音）＋ 接尾辞

となります。この中で語根は語の中心となる構成要素です。例えば disinfection（消毒）の場合、dis- は接頭辞、infect は語根、-ion は接尾辞から成り立っています。また連結母音とは、語根と接尾辞をつないだり、語根と語根をつなぐ時に用いられる母音のことで、主に "o" が用いられます。例えば electrocardiogram（心電図）のように、連結形 electro- ＋ 連結形 cardio- ＋ 接尾辞 -gram の例があります。

　医学英語の接辞は、ギリシャ語・ラテン語起源のものが多く、現在も造語能力が高く、接辞というよりむしろ語根化しているといえます。英語では接尾辞は、名詞から動詞、名詞から形容詞というように、品詞を変える役割を果たし、単独の語として用いられません。しかし医学英語の場合、例えば語根 gastr-（胃）に接尾辞 -itis（炎症）をつけると gastritis（胃炎）となり、品詞を変えるというよりむしろ語根の状態を表すようになります。

□ 主な接頭辞：通常、位置や数、状態を表します。

a-	ない	anti-	反対	dys-	異常
endo-	内	extra-	外	hyper-	過剰
hypo-	低下	infra-	下方	inter-	間
intra-	内	mal-	悪い	meta-	後、間
non-	ない	per-	通過	peri-	周囲
pre-	前	pro-	前	post-	後
sub-	下方	super-	上位	supra-	上位
trans-	通過	ultra-	超えて		

など。

□ 主な接尾辞：通常、状態を表します。

-algia	痛み	-ectomy	切除術	-emia	血液の状態
-gram	記録図	-graph	記録器	-graphy	記述法
-ia	状態、病態	-iasis	病態	-itis	炎症
-logy	学問	-lysis	分解	-meter	計器
-metry	測定法	-oma	腫瘍	-osis	病態
-pathy	病気	-plasty	形成術	-rrhea	漏出
-scope	鏡	-scopy	検査法	-stomy	外科的開口部
-therapy	治療	-tomy	切開術	-uria	尿の状態

など。

3．医学英語の主な語根

医学英語の語根は、身体の部位や成分を表すことが多いのが特徴です。主な語根を下に示します。

● 主な語根の一覧

	語根	日本語	英語
循環器系	angi(o)-	血管	vessel
	aort(o)-	大動脈	aorta
	arteri(o)-	動脈	artery
	cardi(o)-	心臓	heart
	phleb(o)-	静脈	vein
	vas(o)-, vascul(o)-	血管	vessel
	ven(o)-	静脈	vein
消化器系	cholecyst(o)-	胆嚢	gallbladder
	col(o)-, colon(o)-	結腸、大腸	colon
	duoden(o)-	十二指腸	duodenum

消化器系	enter(o)-	腸	intestine, bowel
	esophag(o)-	食道	esophagus, gullet
	gastr(o)-	胃	stomach
	hepat(o)-	肝臓	liver
	ile(o)-	回腸	ileum
	jejun(o)-	空腸	jejunum
	pancreat(o)-	膵臓	pancreas
	proct(o)-	肛門、直腸	anus, rectum
	rect(o)-	直腸	rectum
	sigmoid(o)-	S状結腸	sigmoid
	splen(o)-	脾臓	spleen
呼吸器系・耳鼻咽喉系	bronch(o)-	気管支	bronchus
	bronchiol(o)-	細気管支	bronchiole
	laryng(o)-	喉頭	larynx
	pharyng(o)-	咽頭	pharynx
	pneum(o)-	肺	lung
	pulmo-	肺	lung
	tonsill(o)-	扁桃腺	tonsil
	trache(o)-	気管	trachea, windpipe
脳神経系	cerebell(o)-	小脳	cerebellum
	cerebr(o)-	大脳	brain, cerebrum
	encephal(o)-	脳	brain
	mening(o)-	髄膜	meninges
	myel(o)-	骨髄、脊髄	medulla, marrow
	neur(o)-	神経	nerve
	parasympath(o)-	副交感神経	parasympathetic nerve
	sympath(o)-	交感神経	sympathetic nerve
	vago-	迷走神経	vagus nerve
泌尿器系・生殖器系	adren(o)-	副腎	adrenal
	colp(o)-	膣	vagina
	cyst(o)-	膀胱	bladder
	glomerul(o)-	糸球体	glomerulus
	gonad(o)-	性腺	gonad
	hyster(o)-	子宮	womb, uterus
	metr(o)-	子宮	womb, uterus
	nephr(o)-	腎臓	kidney
	oophor(o)-	卵巣	ovary
	orchi(o)-	睾丸、精巣	testis, testicle

泌尿器系・生殖器系	ovari(o)-	卵巣	ovary
	phall(o)-	陰茎	penis
	prostat(o)-	前立腺	prostate
	pyel(o)-	腎盂	pelvis
	ren(o)-	腎臓	kidney
	ureter(o)-	尿管	ureter
	urethr(o)-	尿道	urethra
	uter(o)-	子宮	womb, uterus
	vesic(o)-	膀胱	bladder
骨・筋肉系	arthr(o)-	関節	joint
	chondr(o)-	軟骨	cartilage
	cleid(o)-	鎖骨	clavicle
	coccyg(o)-	尾骨	coccyx
	cost(o)-	肋骨	rib, costa
	crani(o)-	頭蓋骨	skull, cranium
	ili(o)-	腸骨	ilium
	ischi(o)-	坐骨	ischium
	lumb(o)-	腰、腰椎	lumbar, loin
	muscul(o)-	筋肉	muscle
	my(o)-	筋肉	muscle
	ossi-	骨	bone
	oste(o)-	骨	bone
	pelvi(o)-	骨盤	pelvis
	rachi(o)-	脊椎	spine, spinal cord
	rhabdomyo-	横紋筋	striated muscle
	sacr(o)-	仙骨	sacrum
	sarc(o)-	筋、肉	flesh
	scapul(o)-	肩甲骨	scapula, shoulder blade
	spheno-	蝶形骨	sphenoid
	spin(o)-	脊椎	spine, spinal cord
	spondyl(o)-	椎骨、脊椎	vertebra
	syndesm(o)-	靭帯	ligament
	teno-, tend(o)-	腱	tendon
	thorac(o)-	胸郭	thorax
	vertebr(o)-	椎骨	vertebra
身体部位	abdomin(o)-	腹	belly, abdomen
	aur(i)-	耳	ear
	blephar(o)-	眼瞼	eyelid

身体部位	brachi(o)-	腕	arm
	bucc(o)-	頬	cheek
	celi(o)-	腹	belly, abdomen
	cephal(o)-	頭	head
	cervic(o)-	頸部、首	cervix, neck
	cheil(o)-	唇	lip
	cheir(o)-	手	hand
	dactyl(o)-	指	finger
	dent(o)-	歯	tooth
	derm(o)-, dermat(o)-	皮膚	skin
	faci(o)-	顔	face
	gloss(o)-	舌	tongue
	gnath(o)-	顎	jaw
	labi(o)-	唇	lip
	lapar(o)-	腹	belly, abdomen
	mamm(o)-	乳房	breast, mamma
	mast(o)-	乳房	breast, mamma
	nas(o)-	鼻	nose
	ocul(o)-	眼	eye
	odont(o)-	歯	tooth
	omphal(o)-	へそ	navel, umbilicus
	ophthalm(o)-	眼	eye
	ot(o)-	耳	ear
	ped(o)-	足	foot
	pod(o)-	足	foot
	rhin(o)-	鼻	nose
	trachel(o)-	頸部、首	cervix, neck
体液	bili-	胆汁	bile
	blenn(o)-	粘液	mucus
	chol(e)-	胆汁	bile
	chyl(o)-	乳び	chyle
	dacry(o)-	涙	tear
	galact(o)-	乳汁	milk
	gon(o)-	精液	sperm, semen
	hemo-, hemat(o)-	血液	blood
	lact(o)-	乳汁	milk
	lymph(o)-	リンパ	lymph
	myx(o)-	粘液	mucus

体液	plasm(o)-	血漿	plasma
	sero-	漿液、血清	serum
	sial(o)-	唾液	saliva
	spermat(o)-	精子、精液	sperm, semen
	ur(o)-, urin(o)-	尿	urine

4．ギリシャ語・ラテン語由来の医学英語の複数形

英語の複数形は原則的に -s をつけることによって作られます。一方、ギリシャ語・ラテン語由来の医学英語の場合、不規則な変化をして、複数形を作ることがあります。以下に主な複数形の形を示します。

単数語尾	複数語尾	語		
-a	-ae	aorta	→	aortae
		costa	→	costae
		mamma	→	mammae
		mammilla	→	mammillae
		medulla	→	medullae
		papilla	→	papillae
-is	-es	analysis	→	analyses
		axis	→	axes
		hypothesis	→	hypotheses
		paralysis	→	paralyses
		pelvis	→	pelves
		testis	→	testes
-ix	-ices	appendix	→	appendices (appendixes)
		cervix	→	cervices
		helix	→	helices (helixes)
		matrix	→	matrices (matrixes)
		varix	→	varices
-ma	-mata, -mas	-oma	→	-omata (-omas)
		schema	→	schemata (schemas)
		soma	→	somata (somas)
		stoma	→	stomata (stomas)
-on	-a	phenomenon	→	phenomena
		criterion	→	criteria
		ganglion	→	ganglia (ganglions)

-um	-a	bacterium	→	bacteria	
		cerebellum	→	cerebella	
		cerebrum	→	cerebra	
		cranium	→	crania	
		datum	→	data	
		ileum	→	ilea	
		ilium	→	ilia	
		ovum	→	ova	
		serum	→	sera	
-us	-i	alveolus	→	alveoli	
		bronchus	→	bronchi	
		calculus	→	calculi	
		coccus	→	cocci	
		fungus	→	fungi	
		glomerulus	→	glomeruli	
		radius	→	radii	

5．主な身体部位の形容詞形

医学英語には heart と cardiac のように名詞と形容詞が全く違う形のものも存在します。ここでは主な身体部位とその形容詞形を示します。

	日本語	名詞形	形容詞形
循環器系	大動脈	aorta	aortal
	動脈	artery	arterial
	心臓	heart	cardiac
	静脈	vein	venous
	血管	vessel	vascular
消化器系	肛門	anus	anal
	結腸、大腸	colon	colonic
	十二指腸	duodenum	duodenal
	食道	esophagus	esophageal
	胆嚢	gallbladder	cystic
	腸	intestine	intestinal
	肝臓	liver	hepatic
	膵臓	pancreas	pancreatic
	直腸	rectum	rectal
	脾臓	spleen	splenic

消化器系	胃	stomach	gastric
呼吸器系・耳鼻咽喉系	気管支	bronchus	bronchial
	喉頭	larynx	laryngeal
	肺	lung	pulmonary
	咽頭	pharynx	pharyngeal
	扁桃腺	tonsil	tonsillar
	気管	trachea	tracheal
脳神経系	脳	brain	cerebral, encephalic
	小脳	cerebellum	cerebellar
	大脳	cerebrum	cerebral
	髄膜	meninges	meningeal
	神経	nerve	neural, nervous
泌尿器系・生殖器系	膀胱	bladder	cystic, vesical
	性腺	gonad	gonadal
	腎臓	kidney	renal
	卵巣	ovary	ovarian
	腎盂、骨盤	pelvis	pelvic
	前立腺	prostate	prostatic
	睾丸、精巣	testis	testicular
	尿管	ureter	ureteral
	尿道	urethra	urethral
	子宮	uterus	uterine
	膣	vagina	vaginal
その他	腹	abdomen	abdominal
	頸部、首	cervix	cervical
	乳房	mamma, breast	mammary
	耳	ear	aural
	目	eye	ocular, ophthalmic
	筋肉	muscle	muscular
	鼻	nose	nasal
	脊椎［髄、柱］	spine	spinal

6. 医学英語をより理解するための基礎知識

その1：一般英語の接辞

英単語は基本的に接辞（接頭辞、接尾辞）と語根の組み合わせでできています。接辞を習得すれば、やみくもに単語を覚えるより、効率的に英単語を覚えることができ、英単語力が飛躍的に向上します。以下に基本的な接辞をまとめていますので、科学英語の単語力を向上させるために十分学習しましょう。

● 主な接頭辞

意味		接頭辞	例			
否定	not, without	dis-	disability	障害	dislike	嫌い
		in-, im-, il-, ir-	inexpensive irregular	安価な 不規則な	impossible illogical	不可能な 非論理的な
		non-	nonsmoker	非喫煙者	noninvasive	非侵襲性の
		un-	unable	できない	unusual	異常な
反対	against, opposite	anti-	antibody	抗体	antipathy	反感
		counter-	counteract	対抗する	counterpart	片方
		contra-	contradiction	否認	contraception	避妊
状態	bad	dys-	dysfunction	機能不全	dyspepsia	消化不良
		mal-	malfunction	機能不全	malformation	奇形
	good	eu-	euthanasia	安楽死	euphoria	多幸感
	wrong	mis-	misunderstanding	誤解	misdiagnosis	誤診
位置・場所・方向	into, within, inside	en-, em-	encapsulate	カプセルにいれる	embrace	抱く
		in-	inspire	吸う	include	含む
		intra-	intravenous	静脈内の	intracellular	細胞内の
	middle	mid-	midnight	真夜中	midsummer	真夏
	between	inter-	interaction	相互作用	international	国際的な
	above, beyond	extra-	extraordinary	異常な	extracellular	細胞外の
		super-	superficial	表面の	supersonic	超音波の
		sur-	surpass	勝る	surcharge	追加料金
		ultra-	ultrasound	超音波	ultraviolet	紫外線
	on	epi-	epicenter	震央	epidermal	表皮の
	out, outside	ex-	expire	吐く	exclude	除外する
		out-	outdoor	戸外の	outcome	結果
		over-	overeat	食べ過ぎる	overwork	働きすぎる
	before	fore-	forecast	予測する	foretell	予言する
		pre-	prevent	予防する	precede	先行する
		pro-	produce	生じる	progress	進行する

位置・場所・方向	after, back	post-	postoperative	術後の	postgraduate	大学院生
		retro-	retrospect	回想	retrograde	後退する
	under, below	infra-	infrared	赤外線の	infrastructure	基幹施設
		sub-	subway	地下鉄	subgroup	下位集団
		under-	underwear	下着	underground	地下
	around	circum-	circumstance	周囲の事情	circumference	円周
		peri-	perimeter	周囲	perinatal	周産期の
	distant	tele-	telegraph	電信	television	テレビ
	toward	ad-	adjoin	隣接する	adrenal	副腎の
分離	away	ab-	abnormal	異常な	absorb	吸収する
		de-	degenerate	悪化する	depart	出発する
数量	small	micro-	microscope	顕微鏡	microbiology	微生物学
		mini-	minidisk	ミニディスク	minicomputer	ミニコンピュータ
	large	macro-	macrophage	大食細胞	macrocosm	大宇宙
	many, much	multi-	multiple	多数の	multinational	多国籍の
		poly-	polyethylene	ポリエチレン	polygene	多遺伝子
	half	hemi-	hemisphere	半球	hemiplegia	片麻痺
		semi-	semiconductor	半導体	semicircle	半円
	equi-	equal-	equilibrium	平衡	equivalent	同等の
共・一緒	together	co-	cooperate	協力する	coeducation	共学
		syn-, sym-	synthesis	総合	sympathy	共感
通過・交差	through, across	dia-	diameter	直径	diagnosis	診断
		per-	perfusion	灌流	perfect	完全な
		trans-	transport	輸送	transplant	移植
再び	again	re-	review	再考する	recover	回復する
変化	change	meta-	metabolism	代謝	metastasis	転移

● **主な接尾辞**

名詞を作る	接尾辞	例			
行為・状態・性質など	-ance	appearance	出現	tolerance	耐性
	-ence	difference	相違	silence	沈黙
	-hood	childhood	幼児	neighborhood	隣人
	-ism	mechanism	メカニズム	alcoholism	アルコール依存症
	-ment	development	発達	government	政治
	-ness	happiness	幸福	effectiveness	有効性
	-ship	friendship	友情	leadership	指導力
	-tion	relation	関係	concentration	濃度
	-ity	activity	活動	stability	安定

人	-ar	scholar	学者	burglar	泥棒
	-(i)an	physician	医師	technician	技師
	-er	researcher	研究者	writer	作家
	-ist	chemist	化学者	dentist	歯科医
	-or	doctor	医師	investigator	研究者

形容詞を作る	接尾辞	例			
～の、～に関する	-al	musical	音楽の	cultural	文化の
	-ar	molecular	分子の	circular	円の
	-ical	biological	生物学の	electrical	電気の
	-ic	metallic	金属の	atomic	原子の
	-en	golden	金の	wooden	木の
	-ine	crystalline	水晶の	genuine	本物の
	-ive	sensitive	敏感な	productive	生産的な
	-ous	famous	有名な	venous	静脈の
～ような	-ish	selfish	自分本位の	reddish	赤みがかった
～に満ちた	-ful	beautiful	美しい	careful	注意深い
～がない	-less	harmless	無害の	careless	不注意な
～ができる	-able, -ible	reliable	信頼できる	visible	目に見える

動詞を作る	接尾辞	例			
～する、～させる	-ate	concentrate	集中する	generate	生み出す
	-en	harden	固める	fasten	固定する
	-ify	intensify	強化する	diversify	多様化する
	-ize	hospitalize	入院させる	characterize	特徴づける

副詞を作る	接尾辞	例			
	-ly	daily	毎日	gradually	徐々に
	-wise	clockwise	右回りの	likewise	同様に

その2：数を表す接頭辞と国際単位系

　数を表す接頭辞や国際単位系（SI）の多くは、ギリシャ語・ラテン語由来です。

● 数を表す接頭辞

数	接頭辞	関連語		語源		
1	mono-	monoxide	一酸化物	ギリシャ語	*monos*	一
	uni-	uniform	均一の	ラテン語	*unus*	一
2	di-	dioxide	二酸化物	ギリシャ語	*dis*	二倍、二回
	bi-	bilateral	両側の	ラテン語	*bi*	二、二倍
3	tri-	triangle	三角形	ギリシャ語・ラテン語	*tria*	三
4	tetra-	tetraplegia	四肢麻痺	ギリシャ語	*tettara*	四
	quadr(i)-	quadriplegia	四肢麻痺	ラテン語	*quattuor*	四
5	penta-	pentagon	五角形	ギリシャ語	*pente*	五
	quinque-	quinquevalent	五価の	ラテン語	*quinque*	五
6	hexa-	hexagon	六角形	ギリシャ語	*hex*	六
	sex-	sexcentenary	600年の	ラテン語	*sex*	六
7	hepta-	heptagon	七角形	ギリシャ語	*hepta*	七
	septi-	septivalent	七価の	ラテン語	*septem*	七
8	oct(a)-	octagon	八角形	ギリシャ語・ラテン語	*okto*	八
9	ennea-	enneahedron	九面体	ギリシャ語	*ennea*	九
	nona-	nonagon	九角形	ラテン語	*nonus*	九
10	deca-	decagon	十角形	ギリシャ語	*deka*	十
	deci-	deciliter	デシリットル	ラテン語	*decem*	十

● 国際単位系(SI)接頭辞

数	接頭辞	記号		語源		
10^{24}	yotta	ヨタ	Y	イタリア語	*otto*	八
10^{21}	zetta	ゼタ	Z	イタリア語	*sette*	七
10^{18}	exa	エクサ	E	ギリシャ語	*hex*	六
10^{15}	peta	ペタ	P	ギリシャ語	*pente*	五
10^{12}	tera	テラ	T	ギリシャ語	*teras*	怪物
10^9	giga	ギガ	G	ギリシャ語	*gigas*	巨人
10^6	mega	メガ	M	ギリシャ語	*megas*	大きい
10^3	kilo	キロ	k	ギリシャ語	*chilioi*	千
10^2	hecto	ヘクト	h	ギリシャ語	*hekaton*	百
10	deca	デカ	da	ギリシャ語	*deka*	十
10^{-1}	deci	デシ	d	ラテン語	*decimus*	十番目の
10^{-2}	centi	センチ	c	ラテン語	*centum*	百
10^{-3}	milli	ミリ	m	ラテン語	*mille*	千
10^{-6}	micro	マイクロ	μ	ギリシャ語	*mikros*	小さい
10^{-9}	nano	ナノ	n	ギリシャ語	*nanos*	小人
10^{-12}	pico	ピコ	p	スペイン語	*pico*	少し
10^{-15}	femto	フェムト	f	デンマーク語 or ノルウェー語	*femten*	十五
10^{-18}	atto	アト	a	デンマーク語 or ノルウェー語	*atten*	十八
10^{-21}	zepto	ゼプト	z	ギリシャ語	*septa*	七
10^{-24}	yocto	ヨクト	y	ギリシャ語	*okto*	八

その3：ギリシャ文字とラテン文字

現在の ABC は、ギリシャ文字をもとに古代ローマ人が作り上げたもので、ラテン文字あるいはローマ字といいます。本書のギリシャ文字の表記は、すべてローマ字転写されています。以下の表は、ギリシャ文字がどのようなローマ字に転写されたかを示したものです。

● ギリシャ文字とラテン文字

ギリシャ文字 大文字・小文字	対応する ラテン文字	英語表記	仮名読み
A　α	a	alpha	アルファ
B　β	b	beta	ベータ
Γ　γ	g	gamma	ガンマ
Δ　δ	d	delta	デルタ
E　ε	e	epsilon	イプシロン
Z　ζ	z	zeta	ゼータ
H　η	e, ē	eta	エータ、イータ
Θ　θ	th	theta	シータ、テータ
I　ι	i	iota	イオタ
K　κ	k	kappa	カッパ
Λ　λ	l	lambda	ラムダ
M　μ	m	mu	ミュー
N　ν	n	nu	ニュー
Ξ　ξ	x	xi	クシー、クサイ
O　o	o	omicron	オミクロン
Π　π	p	pi	ピー、パイ
P　ρ	r, rh	rho	ロー
Σ　σ	s	sigma	シグマ
T　τ	t	tau	タウ
Υ　υ	u, y	upsilon	ウプシロン
Φ　φ	ph	phi	ファイ
X　χ	ch, kh	chi	キー、カイ
Ψ　ψ	ps	psi	プサイ
Ω　ω	o, ō	omega	オメガ

括弧の説明と注意事項

1．見出しの中

★ 見出し語の下の［　］は発音記号を表します。発音記号の第一アクセントは「′」で示しています。ただし、前後に添加されるものによってアクセントが移動するものには、アクセントを示していません。なお発音記号中、省略できる音はイタリック体で示しています。
　例 eiɔ́:rt(ou,ə)

★ ギリシャ語、ラテン語の横の（　）は直前の語の意味を表します。
　例 ギリシャ語　*a*（ない）

★ ＜　＞は見出し語に対応する英語を示しています。
　例 ＜英語　abdomen＞

2．関連語の中

★【　】は接辞の意味を表しています。
　例 -uria【尿の状態】

★（　）は省略可能なことを示しています。
　例 恐怖(症) ＝ 恐怖 or 恐怖症

★［　］は直前の語と交換可能なことを示しています。またカタカナ語の直後の［　］は、その日本語訳です。
　例 先端[末端]巨大症 ＝ 先端巨大症 or 末端巨大症
　例 アロパシー[逆症療法]

★ 単語の直後の（　）はその単語の意味です。
　例 rhythm（リズム）

★（ギリシャ語 ○○：□□）は語源となる語とその意味を表しています。
　例（ギリシャ語 *bios*：生物）

接　辞

A

001 ★★★ a-, an- ない
[ə] [æn,ən]　　ギリシャ語 *a*（ない）　＜英語　un-, in- ＞

anemia ＝ an- ＋ -emia
貧血　　　ない　　血液の状態

anuria	無尿	-uria【尿の状態】
apnea	無呼吸	-pnea【呼吸】
arrhythmia	不整脈	rhythm（リズム）＋ -ia【病態】
atopy	アトピー	-topy【場所】

002 ★★ abdomin(o)- 腹
[æbdámin(ou,ə), -dɔ́m-]　　ラテン語 *abdomen*（腹）　＜英語　abdomen, belly ＞

abdominoscopy ＝ abdomino- ＋ -scopy
腹腔鏡検査（法）　　　腹　　　検査法

abdominal	腹部の	-al〔形容詞語尾〕
abdominocentesis	腹腔穿刺	-centesis【外科的穿刺】
abdominohysterectomy	腹式子宮摘出（術）	hyster-【子宮】＋ -ectomy【摘出（術）】
abdominoplasty	腹壁形成（術）	-plasty【形成（術）】

003 ★ achrom(o)-, achromat(o)- 無色
[əkróum(ou,ə)] [əkróumæt(ou,ə)]　　ギリシャ語 *a*（ない）＋ *chroma*（色）　＜英語　colorless ＞

achromatopsy, achromatopsia ＝ achromat- ＋ -opsy, -opsia
1色覚　　　　　　　　　　　無色　　　　視覚

achromatocyte, achromocyte	無色赤血球	-cyte【細胞】
achromatophilia	色素嫌性、不染色性	-philia【〜を好む傾向】
achromia	色素脱失	-ia【病態】
achromic, achromatic	無色の	-ic〔形容詞語尾〕

004 ★ acid- 酸
[ǽsid]　　ラテン語 *acidus*（すっぱい）　＜英語　acid ＞

acidosis ＝ acid- ＋ -osis
アシドーシス　　酸　　状態

acidemia	酸血症	-emia【血液の状態】
acidic	酸性の	-ic〔形容詞語尾〕
acidophil(e)	好酸性	-phile【愛する】
aciduria	酸性尿	-uria【尿の状態】

005 ★ acro- 高さ、先端
[ǽkrou,-rə]
ギリシャ語 *akron*（四肢）
＜英語 extremity, extreme ＞

acrophobia = acro- + -phobia		
高所恐怖症　　高さ　　恐怖(症)		
acrodermatitis	先端皮膚炎	dermat-【皮膚】+ -it is【炎症】
acrodynia	先端疼痛(症)	-odynia【痛み】
acroedema	先端浮腫	-edema【浮腫】
acromegaly	先端[末端]巨大症	-megaly【巨大】

006 ★ actino- 放射線、光線
[ǽktənou,-nə]
ギリシャ語 *aktis*（光線）
＜英語 ray, beam ＞

actinometry = actino- + -metry		
光量測定(法)　　光線　　測定法		
actinodermatitis	光線[放射線]皮膚炎	dermat-【皮膚】+ -it is【炎症】
actinomyces	放菌[アクチノミセス]属	myces（ギリシャ語 *mykes*：菌類）
actinomycosis	放菌[アクチノミセス]症	myco-【真菌】+ -osis【病態】
actinotherapy	放射線療法	-therapy【治療】

007 ★ -acusis, -acusia 聴覚、聴力
[əkúːsis]　[əkúːsiːə]
ギリシャ語 *akousis*（聴覚）
＜英語 hearing ＞

hypoacusis, hypacusia = hypo- + -acusis, -acusia		
聴力障害、難聴　　低下　　聴覚		
hyperacusis, hyperacusia	聴覚過敏	hyper-【過剰】
odynacusis	騒音耳痛	odyn-【痛み】

008 ★★ aden(o)- 腺
[ǽdən(ou,ə)]
ギリシャ語 *aden*（腺）
＜英語 gland ＞

adenoma = aden- + -oma		
腺腫　　腺　　腫瘍		
adenocarcinoma	腺癌	carcino-【癌】+ -oma【腫瘍】
adenoid	アデノイド、腺様の	-oid【形】
adenomatosis	腺腫症	-omatosis【～腫症】
adenosis	腺疾患	-osis【病態】

009 ★ adip(o)- 脂肪
[ǽdəp(ou,ə)]
ラテン語 *adeps*（動物性油脂）
＜英語　fat＞

adipocyte ＝ adipo- ＋ -cyte
脂肪細胞　　脂肪　　細胞

adipometer	（皮下）脂肪計	-meter【計器】
adipose	脂肪の	-ose〔形容詞語尾〕
adiposis	脂肪過多(症)、肥満(症)	-osis【病態】
adiposuria	脂肪尿	-uria【尿の状態】

010 ★★ adren(o)- 副腎
[ədríːn(ou,ə)]
ラテン語 *ad*（近く）＋ *ren*（腎臓）
＜英語　adrenal＞

adrenoleucodystrophy ＝ adreno- ＋ leuco- ＋ dys- ＋ -trophy
副腎脳白質ジストロフィ　　副腎　　白色　　異常　　栄養

adrenal	副腎の	-al〔形容詞語尾〕
adrenalectomy	副腎摘出(術)	-ectomy【切除(術)】
adrenergic	アドレナリン作用〔作動〕(性)の	ergic（ギリシャ語 *ergon*：仕事）
adrenoceptor	アドレナリン受容体	receptor（受容体）

011 ★ adrenocortico- 副腎皮質
[ədríːnoukɔ́ːrtikou]
adreno-【副腎】＋ cortico-【皮質】
＜英語　adrenal cortex＞

adrenocorticomimetic ＝ adrenocortico- ＋ -mimetic
副腎皮質(様)作用の　　副腎皮質　　模倣

adrenocortical	副腎皮質の	-al〔形容詞語尾〕
adrenocorticotropic	副腎皮質刺激の	-tropic【活動を刺激する】

012 ★ aero- 空気、航空
[ɛːrou,-rə]
ギリシャ語 *aer*（空気）
＜英語　air＞

aerocele ＝ aero- ＋ -cele
気瘤　　空気　　腫れ

aerobe	好気性菌［生物］	be（ギリシャ語 *bios*：生物）
aerodontalgia	航空性歯痛	odont-【歯】＋ -algia【痛み】
aerophagia	空気嚥下症	-phagia【食べること】
aerosol	エアロゾル	sol（ゾル）

013 ★★ -agogue 促進物質
[əgóːg, əgág]
ギリシャ語 *agogos* (導くこと)
＜英語　leading＞

galactagogue = galact- + -agogue
乳汁分泌促進物質　乳汁　　促進物質

cholagogue	胆汁分泌促進物質[薬]、利胆薬	chol-【胆汁】
lymphagogue	リンパ生成促進物質	lymph-【リンパ】
secretagogue	分泌促進物質	secrete (分泌する)
sialagogue	唾液分泌促進薬	sial-【唾液】

014 ★ albumin(o)- アルブミン
[ælbjúːmin(ou,ə)]
ラテン語 *albumen* (卵白)
＜英語　albumin＞

albuminuria = albumin- + -uria
アルブミン尿(症)、タンパク尿(症)　アルブミン　尿の状態

albuminoid	アルブミン様の、アルブミノイド	-oid【類似】
albuminolysis	タンパク溶解	-lysis【溶解】
albuminous	アルブミン[タンパク](性)の	-ous〔形容詞語尾〕

015 ★★ alge(si)-, algo- 痛み
[ældʒíː(zi), -(si)] [ǽlgou,-gə]
ギリシャ語 *algos* (苦痛)
＜英語　pain＞

algophilia = algo- + -philia
疼痛性愛　痛み　～を好む傾向

algesthesia	痛覚	-esthesia【感覚】
algesi(o)meter, algometer	痛覚計	-meter【計器】
algophobia	疼痛恐怖(症)	-phobia【恐怖(症)】
algospasm	疼痛性痙攣	-spasm【痙攣】

016 ★★★ -algia 痛み
[ǽldʒiə]
ギリシャ語 *algos* (苦痛) + *-ia* (状態)
＜英語　pain＞

neuralgia = neur- + -algia
神経痛　神経　痛み

arthralgia	関節痛	arthr-【関節】
cardialgia	心臓痛	cardi-【心臓】
laryngalgia	喉頭痛	laryng-【喉頭】
somatoalgia	体性痛	somato-【体】

017 ★ -algesia 痛覚
[ældʒíːziɑ,-siə]

ギリシャ語 *algesis*（痛覚）
＜英語　sense of pain＞

analgesia = an- + -algesia
無痛覚　　　ない　　痛覚

hyperalgesia	痛覚過敏	hyper-【過剰】
hypoalgesia	痛覚鈍麻	hypo-【低下】

018 ★ alkal- アルカリ
[ǽlkəl]

アラビア語 *al qaily*（木灰、ソーダ灰）
＜英語　alkali＞

alkalosis = alkal- + -osis
アルカローシス　アルカリ　病態

alkalemia	アルカリ血（症）	-emia【血液の状態】
alkalescence	弱アルカリ性	-escence【し始めること】
alkal(in)urea	アルカリ尿（症）	-uria【尿の状態】
alkaloid	アルカロイド	-oid【類似】

コラム　酸とアルカリの語源

　古くから、酸っぱい（ラテン語 *acidus*）味のする物質があることは知られていました。一方、酸っぱい味のする物質と反応してその働きを弱める物質もわかっていました。それは、脂肪を分解する洗剤として使われていた木灰の中に存在していました。この木灰の汁を煮つめてできた物質は、舌をさすような特有の味があり、アラビア人はそれをアルカリ（al qaily）と呼んでいました。

019 ★ allo- 他の、異なる
[ǽlou]

ギリシャ語 *allos*（他の）
＜英語　other, different＞

alloantibody = allo- + antibody
同種（異形）抗体　同種　　抗体

allodynia	異痛	-odynia【痛み】
allogenic	同種（異形）の	-genic【生じる】
allograft	同種移植片	graft（移植片）
allopathy	アロパシー［逆症療法］	-pathy【病気】

020 ★★ alveol(o)- 肺胞、歯槽
[ǽlviːəl(ou,ə)]
ラテン語 *alveus*（空洞）
＜ 英語　alveolus ＞

	alveoloplasty	= alveolo- + -plasty	
	歯槽形成（術）	歯槽　　　形成（術）	
alveolar	肺胞の、歯槽の	-ar〔形容詞語尾〕	
alveolectomy	歯槽骨切除（術）	-ectomy【切除（術）】	
alveolitis	肺胞炎、歯槽（骨）炎	-itis【炎症】	
alveoloplasty	歯槽形成（術）	-plasty【形成（術）】	

021 ★ ambly- 鈍い
[ǽmbliː]
ギリシャ語 *amblys*（鈍い）
＜ 英語　dull, blunt ＞

	amblyopia	= ambly- + -opia	
	弱視	鈍感　　　視覚	
amblygeusia	味覚鈍麻	-geustia【味の状態】	
amblyoscope	弱視鏡	-scope【鏡】	

022 ★★ amnio- 羊膜、羊水
[ǽmniːou]
ギリシャ語 *amnos*（子羊）
＜ 英語　amnion, amniotic fluid ＞

	amniorrhexis	= amnio- + -rrhexis	
	破水	羊膜　　　破裂	
amniocentesis	羊水穿刺	-centesis【外科的穿刺】	
amnionitis	羊水炎	-itis【炎症】	
amnioscope	羊水鏡	-scope【鏡】	
amniotic, amnionic	羊膜の、羊水の	-ic〔形容詞語尾〕	

コラム　なぜ羊の膜？

　羊膜（amnion）の語源は、ギリシャ語の *amnos*（子羊）です。これには2つの説があります。一つは、遊牧民が神に対するお供えものとして、妊娠した羊の腹を切り開いたところ、膜に包まれている生まれたばかりの子羊がいたことから名づけられたという説と、もう一つは、いけにえの羊の血を受けるお皿 *amnios* に由来するという説があります。

023 ★ amyl(o)- デンプン
[ǽmil(ou,ə)]
ギリシャ語 *amylon*（デンプン）
＜英語 starch＞

amylolysis ＝ amylo- ＋ -lysis
デンプン分解　デンプン　分解

amylase	アミラーゼ	-ase【酵素】
amylasuria	アミラーゼ尿（症）	-uria【尿の状態】
amyloid	アミロイド	-oid【類似】
amyloidosis	アミロイドーシス	-oid【類似】＋ -osis【病態】

024 ★ ana- 上へ、再び、後へ
[ǽnə]
ギリシャ語 *ana*（上方）
＜英語 up, back, again, against＞

analysis ＝ ana- ＋ -lysis
分析　上へ　分解

anaphylaxis	アナフィラキシー（過敏症）	phylaxis（ギリシャ語 *phylaxis*：防御）
anaplasia	退形成、退生	-plasia【形成】
anatomy	解剖（学）	-tomy【切開（術）】

025 ★ andro- 男性
[ǽndrou,-rə]
ギリシャ語 *andros*（男）
＜英語 male, man＞

androphobia ＝ andro- ＋ -phobia
男性恐怖（症）　男性　恐怖（症）

androgen	アンドロゲン（男性ホルモン）	-gen【生成物】
android	男性様の	-oid【類似】
andropathy	男性疾患	-pathy【病気】
andropause	男性更年期	pause（休止）

026 ★★★ angi(o)- 血管、脈管
[ǽndʒi:(ou,ə)]
ギリシャ語 *angeion*（管）
＜英語 vessel＞

lymphangioma ＝ lymph- ＋ angi- ＋ -oma
リンパ管腫　リンパ　脈管　腫瘍

angi(i)tis	血管炎	-it is【炎症】
angiogram	血管造影（図）	-gram【記録図】
angiopathy	血管障害	-pathy【病気】
angioplasty	血管形成（術）	-plasty【形成術】

027 ★★★ **ante-** 前
[ǽnti]
ラテン語 *ante*（前）
< 英語　before, in front of >

anteposition　＝　ante-　＋　positon
　前位　　　　　　前　　　　　位置

anteflexion	前屈	flexion（屈曲）
antegrade	順行性の	grade（ラテン語 *gradior*：行く）
antenatal	出生前の	natal（出産の）
antepartum	分娩前の	partum（ラテン語 *partum*：出産）

028 ★★★ **antero-** 前方
[ǽntərou,-rə]
ラテン語 *ante*（前）＋比較級 -*ior*
< 英語　earlier, before >

anterolateral　＝　antero-　＋　lateral
　前外側の　　　　　前方　　　　側面の

anterograde	前向性の	grade（ラテン語 *gradior*：行く）
anterointerinal	前内方の	internal（内の）
anteromedian	前正中の	median（中央の）
anteroposterior	前後の	posterior（後ろの）

029 ★★★ **anti-** 反、対、抗
[ǽntai,-ti]
ギリシャ語 *anti*（対して）
< 英語　against >

antigen　＝　anti-　＋　-gen
　抗原　　　　反　　　　生成物

antibiotic	抗生物質	biotic（生命の）
antibody	抗体	body（体）
anticancer	抗癌剤	cancer（癌）
antihistamine	抗ヒスタミン剤	histamine（ヒスタミン）

030 ★★ **aort(o)-** 大動脈
[eiɔ́:rt(ou,ə)]
ギリシャ語 *aorta*（大動脈）
< 英語　aorta >

aortitis　＝　aort-　＋　-it is
　大動脈炎　　大動脈　　炎症

aortic, aortal	大動脈の	-ic, -al〔形容詞語尾〕
aortography	大動脈造影(法)	-graphy【記述法】
aortorrhaphy	大動脈縫合	-rrhaphy【外科的縫合】
aortosclerosis	大動脈硬化(症)	-sclerosis【硬化症】

031 ★ -apheresis　アフェレーシス　ギリシャ語 *aphairesis*（除去）
[əferíːsis]　　　　　　　　　　　　　　＜英語　apheresis＞

　　　leukapheresis　=　leuk-　+　-apheresis
　　　白血球除去（法）　　白色　　　アフェレーシス

plasmapheresis	プラズマフェレーシス［血漿交換］	plasm-【血漿】
plateletapheresis	血小板フェレーシス	platelet（血小板）

032 ★ apo-　分離、派生　ギリシャ語 *apo*（離れて）
[ǽpou,-pə]　　　　　　　　　　　　　　＜英語　away from, off＞

　　　apoptosis　=　apo-　+　-ptosis
　　　アポトーシス［細胞自然死］　分離　　下垂

apocrine	アポクリン	crine（ギリシャ語 *krinein*：分離する）
apomorphine	アポモルフィン	morphine（モルヒネ）
apophysis	（骨）突起	-physis【成長】
apoprotein	アポタンパク	protein（タンパク質）

033 ★★ append-, appendic(o)-　虫垂　ラテン語 *appendix*（付属物）
[əpénd]　[əpéndik(ou,ə)]　　　　　　　＜英語　appendix＞

　　　appendicitis　=　appendic-　+　-it is
　　　虫垂炎　　　　　虫垂　　　　炎症

appendalgia	虫垂痛	-algia【痛み】
appendectomy	虫垂切除（術）	-ectomy【切除（術）】
appendiceal	虫垂の	-al〔形容詞語尾〕
appendicocele	虫垂ヘルニア	-cele【ヘルニア】

034 ★ arachn(o)-　クモ（膜）　ギリシャ語 *arachne*（クモ）
[ərǽkn(ou,ə)]　　　　　　　　　　　　＜英語　arachnoid＞

　　　subarachnoid　=　sub-　+　arachn-　+　-oid
　　　クモ膜下（の）　　下方　　　クモ　　　類似

arachnodactyly	クモ指（症）	-dactyly【指】
arachnoid	クモ膜（の）	-oid【類似】
arachnoiditis	クモ膜炎	-it is【炎症】
arachnophobia	クモ恐怖症	-phobia【恐怖（症）】

コラム　アラクネと蜘蛛

Arachn- は、ギリシャ神話に登場する若い娘アラクネ（Arachne）に由来します。彼女は機織りの名手で、ある時、知恵の女神アテナと機織りの勝負しました。しかしアラクネの織った織物が、神を敬わない傲慢な心を反映したものであったことから、立腹したアテナはアラクネをクモの姿に変えてしまいました。このことから、ギリシャ語ではクモのことを彼女の名をとって *arachne* と呼ぶようになり、さらにフランス語やスペイン語などのクモの語源にもなりました。医学では、クモ膜（arachnoid）は脳を保護する3つの膜のうちの1つで、クモの巣のような構造になっているため *arachne* を語源として名づけられました。

---

035 ★★★　arteri(o)-　動脈
[ɑːrtíːri(ou,ə)]

ギリシャ語 *arteria*（動脈）
＜英語　artery＞

arteriosclerosis = arterio- + -sclerosis
動脈硬化（症）　　動脈　　　硬化症

arterial	動脈の	-al〔形容詞語尾〕
arteritis	動脈炎	-it is【炎症】
arteriography	動脈造影（法）	-graphy【記述法】
arteriovenous	動静脈の	venous（静脈の）

036 ★★★　arthr(o)-　関節
[ɑ́ːrθr(ou,ə)]

ギリシャ語 *arthron*（継ぎ目）
＜英語　joint＞

arthralgia = arthr- + -algia
関節痛　　　関節　　痛み

arthritis	関節炎	-it is【炎症】
arthroplasty	関節形成（術）	-plasty【形成（術）】
arthroscope	関節鏡	-scope【鏡】
arthrosis	関節症	-osis【病態】

037 ★★　-ase　酵素
[eis, eiz]

英語 diastase（ジアスターゼ）から抽出
＜英語　-ase＞

amylase = amyl- + -ase
アミラーゼ　デンプン　酵素

galactase	ガラクターゼ	galact-【乳汁】
lactase	ラクターゼ	lact-【乳汁】
lipase	リパーゼ	lip-【脂肪】
protease	プロテアーゼ	prote-【タンパク質】

A

038 ★ astr(o)- 星
[ǽstr(ou,ə)]

ギリシャ語 *astron*（星）
＜英語　star＞

astroid ＝ astr- ＋ -oid
星状の　　　星　　　形

astroblastoma	(神経膠)星状芽細胞腫	blast-【芽】＋ -oma【腫瘍】
astrocytoma	(神経膠)星状細胞腫	cyte-【細胞】＋ -oma【腫瘍】
astrocytosis	星状細胞増加(症)	-cytosis【細胞増加(症)】
astrosphere	星状球	-sphere【球】

039 ★★ -ate ～酸塩
[ət, éit]

ラテン語接尾辞 *atum*
＜英語　-ate＞

phosphate ＝ phosph- ＋ -ate
リン酸塩　　　リン　　　～酸塩

carbonate	炭酸塩	carbon-【炭素】
chlorate	塩素酸塩	chlor-【塩素】
nitrate	硝酸塩	nitr-【ニトロ基(を含む)】
sulfate	硫酸塩	sulf-【硫黄】

注　釈
-ate は -ic で終わる酸の塩を表すのに用い、元素または原子団の語幹につけます。

carbonate	＜	carbonic acid	炭酸
chlorate	＜	chloric acid	塩素酸
nitrate	＜	nitric acid	硝酸
phosphate	＜	phosphoric acid	リン酸
sulfate	＜	sulfuric acid	硫酸

040 ★★ athero- 粥状、アテローム
[ǽθerou,-rə]

ギリシャ語 *athere*（粥）
＜英語　gruel＞

atherosclerosis ＝ athero- ＋ -sclerosis
アテローム(性動脈)硬化(症)　粥状　　　硬化症

atherogenesis	アテローム[粥腫]発生	-genesis【発生】
atherogenic	アテローム[粥腫]発生の	-genic【生じる】
atheroma	アテローム、粥腫(ジュクシュ)	-oma【腫瘍】
atherothrombosis	アテローム血栓症	thromb-【血栓】＋ -osis【病態】

041 ★ atri(o)- 房、心房
[éitri:(ou,-ə)]   ラテン語 *atrium*（中央大広間）
＜英語　atrium＞

atriomegaly ＝ atrio- ＋ -megaly
心房肥大(症)　　心房　　　肥大

atrial	心房(性)の	-al〔形容詞語尾〕
atrioseptoplasty	心房中隔形成(術)	septo-【中隔】+-plasty【形成(術)】
atrioseptostomy	心房中隔開口(術)	septo-【中隔】+-stomy【外科的開口部】
atrioventricular	房室性の	ventricular（心室の）

042 ★ audi(o)- 聴覚
[ɔ́:di(ou,-ə)]   ラテン語 *audire*（聞く）
＜英語　hearing＞

audiogram ＝ audio- ＋ -gram
オージオグラム[聴力図]　聴覚　　記録図

audiology	聴覚学	-logy【学問】
audiometer	オージオメータ[聴力計]	-meter【計器】
audiometry	聴力検査	-metry【測定法】
audiovisual	視聴覚の	visual（視覚の）

043 ★ aur(i)- 耳
[ɔ́:r(i)]   ラテン語 *auris*（耳）
＜英語　ear＞

auriscope ＝ auri- ＋ -scope
耳鏡　　　　耳　　　鏡

auricle	耳介	cle（ラテン語 *cula*：小さい）
auriform	耳形の	-form【形】
aural	耳の、聴力の	-al〔形容詞語尾〕

注 釈

Auri- には他にラテン語 *aurum* を起源とする「金」の意味があります。

auric	（第2）金の	-ic〔形容詞語尾〕
aurous	（第1）金の	-ous〔形容詞語尾〕
aurate	金酸塩	-ate【～酸塩】

044 ★★★ aut(o)- 自己
[ɔ́:t(ou,ə)]

ギリシャ語 *autos*（自身）
＜英語　self＞

autism ＝ aut- ＋ -ism
自閉症　　自己　　病態

autoantibody	自己抗体	antibody（抗体）
autoimmune	自己免疫の	immune（免疫の）
autolysis	自己分解［消化］	-lysis【分解】
autoregulation	自己調節	regulation（調節）

045 ★★★ bacteri(o)- 細菌
[bæktí:ri(ou,ə)]

ギリシャ語 *bakterion*（小さい杖）
＜英語　bacterium＞

bactericide ＝ bacteri- ＋ -cide
殺菌剤　　　　細菌　　　殺すもの

bacteriology	細菌学	-logy【学問】
bacteriolysis	溶菌	-lysis【溶解】
bacteriophage	バクテリオファージ	-phage【食べること】
bacteriostasis	静菌	-stasis【静止】

コラム　棒状の微小動物

　細菌が初めて発見されたのは17世紀でしたが、当時は animalcules（微小動物）の一種と考えられていました。1828年、ドイツの博物学者エーレンベルクが、顕微鏡で観察した微小動物が細い棒状であったことから、ギリシア語で「小さな杖」を意味する *bakterion* からこの微小動物を bacterium と呼びました。この後、これが定着し細菌を bacterium というようになりました。

046 ★★ basi-, baso- 底、基礎、塩基
[béisi] [béisou,-sə]

ギリシャ語 *basis*（基礎）
＜英語　base＞

basocyte ＝ baso- ＋ -cyte
好塩基球　　塩基　　細胞

basal	基底の、基礎の	-al〔形容詞語尾〕
basicranial	頭蓋底の	cranial（頭蓋の）
basophilia	好塩基球増加(症)	-philia【〜を好む病気】
basopenia	好塩基球減少(症)	-penia【減少(症)】

047 ★★	**bi-** 2（倍、度） [bai]		ラテン語　*bis*（2） ＜英語　twice, double, two＞
	bilateral = bi- + lateral 両側の　　　　2　　　側面の		
bicarbonate	重炭酸塩［炭酸水素塩］		carbon-【炭素】+ -ate【〜酸塩】
biceps	二頭筋		ceps（ラテン語 *caput*：頭）
bigeminy	二段脈		geminy（ラテン語 *geminus*：対の片方）
bisexual	両性の		sexual（性の）

048 ★★	**bili-** 胆汁 [bail, bil]		ラテン語　*bilis*（胆汁） ＜英語　bile＞
	biliuria = bili- + -uria 胆汁尿（症）　胆汁　尿の状態		
biliary	胆汁の		-ary〔形容詞語尾〕
biligenesis	胆汁産生		-genesis【形成】
bilirubin	ビリルビン		rub（ラテン語 *ruber*：赤）+ -in【物質】
bilirubinemia	ビリルビン血（症）		-emia【血液の状態】

049 ★★★	**bio-** 生物、生命 [báiou, baiə]		ギリシャ語　*bios*（生物） ＜英語　life＞
	biology = bio- + -logy 生物学　　　生物　学問		
biochemistry	生化学		chemistry（化学）
bioethics	生命倫理		ethics（倫理）
biopsy	バイオプシー［生検］		-opsy【視覚】
biorhythm	バイオリズム		rhythm（リズム）

050 ★★	**blast(o)-** 芽、胚 [blǽst(ou,ə)]		ギリシャ語　*blastos*（胚芽） ＜英語　germ＞
	neuroblastoma = neuro- + blast- + -oma 神経芽（細胞）腫　　神経　　芽　　腫瘍		
blastocyst	胚盤胞		-cyst【嚢胞】
blastoderm(a)	胚盤葉		-derm(a)【皮膚】
blastogenesis	芽生生殖、胚発生、芽球化		-genesis【発生】
blastolysis	胚崩壊		-lysis【分解】

051 ★★ -blast 芽、胚
[blǽst]
ギリシャ語 *blastos*（胚芽）
＜ 英語　germ ＞

erythroblast	=	erythro-	+	-blast
赤芽球		赤色		芽

leukoblast	白芽球	leuko-【白色】
megaloblast	巨赤芽球	megalo-【巨大】
myeloblast	骨髄芽球	myelo-【骨髄】
osteoblast	骨芽細胞	osteo-【骨】

注　釈
-blast の形容詞形は -blastic となります。

erythroblast	→	erythroblastic
leukoblast	→	leukoblastic
megaloblast	→	megaloblastic
myeloblast	→	myeloblastic
osteoblast	→	osteoblastic

052 ★★ blenn(o)- 粘液
[blén(ou,ə)]
ギリシャ語 *blenna*（粘液）
＜ 英語　mucus ＞

blennoid	=	blenn-	+	-oid
粘液様の		粘液		類似

blennogenic, blennogenous	粘液産生の	-genic, -genous【生じる】
blennadenitis	粘液腺炎	aden-【腺】+ -it is【炎症】
blennorrhea	膿漏	-rrhea【漏出】
blennuria	粘液尿（症）	-uria【尿の状態】

053 ★★ blephar(o)- 眼瞼
[bléfər(ou,ə)]
ギリシャ語 *blepharon*（まぶた）
＜ 英語　eyelid ＞

blepharitis	=	blephar-	+	-it is
眼瞼炎		眼瞼		炎症

blepharal	眼瞼の	-al〔形容詞語尾〕
blepharoptosis	眼瞼下垂	-ptosis【下垂】
blepharospasm	眼瞼痙攣	-spasm【痙攣】
blepharotomy	眼瞼切開（術）	-tomy【切開（術）】

054 ★ brachi(o)-　(上)腕
[bréiki(ou,ə)]

ラテン語 *brachium*（腕）
＜英語　brachium, arm＞

brachialgia = brachi- + -algia
上腕痛　　　　腕　　　　痛み

brachial	上腕の	-al〔形容詞語尾〕
brachiocephalic	腕頭の	cephalic（頭の）
brachiogram	上腕(動脈)脈波曲線	-gram【記録図】

055 ★ brachy-　短い
[brǽki]

ギリシャ語 *brachys*（短い）
＜英語　short＞

brachydactyly = brachy- + -dactyly
短指(症)　　　　短い　　　　指

brachycephaly	短頭(蓋)症	-cephaly【頭】
brachyesophagus	短食道	esophagus（食道）
brachytherapy	近接照射療法	-therapy【治療】

056 ★★★ brady-　遅い
[brǽdi]

ギリシャ語 *bradys*（遅い）
＜英語　slow＞

bradycardia = brady- + -cardia
徐脈　　　　遅い　　　　心臓

bradygastria	胃活動緩慢	gastr-【胃】+ -ia【状態】
bradykinesia	運動緩徐	-kinesia【運動】
bradypepsia	消化緩徐	-pepsia【消化】
bradypnea	呼吸緩徐、徐呼吸	-pnea【呼吸】

057 ★ brom(o)-　臭素、悪臭
[bróum(ou,ə)]

ギリシャ語 *bromos*（悪臭）
＜英語　bromine, stench＞

bromoderma = bromo- + -derma
臭素疹　　　　臭素　　　　皮膚

bromate	臭素酸塩	-ate【〜酸塩】
bromide	臭化物	-ide【〜化物】
bromine	臭素	-ine【物質】
brom(in)ism	ブロム[臭素]中毒症	-ism【(病的)状態】

058 ★★★ bronch(o)- 気管支
[bráŋk(ou,ə), brɔ́-]

ギリシャ語 *bronchos*（気管、のど笛）
＜英語 bronchus＞

bronchitis = bronch- + -it is
気管支炎　　気管支　　炎症

bronchial	気管支の	-ial〔形容詞語尾〕
bronchiectasis	気管支拡張〔症〕	-ectasis【拡張（症）】
bronchoscope	気管支鏡	-scope【鏡】
bronchospasm	気管支痙攣	-spasm【痙攣】

059 ★ bronchiol(o)- 細気管支
[bráŋkioul(ou,ə)]

ラテン語 *bronchiolus*（小さな気管）
＜英語 bronchiole＞

bronchiolitis = bronchiol- + -it is
細気管支炎　　細気管支　　炎症

bronchiolectasis	細気管支拡張〔症〕	-ectasis【拡張（症）】
bronchiologram	細気管支像	-gram【記録図】
bronchiolopulmonary	細気管支肺の	pulmonary（肺の）
panbronchiolitis	汎細気管支炎	pan-【汎】、-itis【炎症】

060 ★ bucc(o)- 頬
[bʌ́k(ou,ə)]

ラテン語 *bucca*（頬）
＜英語 cheek＞

buccodistal = bucco- + distal
頬面遠心側の　頬　　遠位の

buccal	頬の	-al〔形容詞語尾〕
buccocervical	頬面歯頸面の	cervical（頸の）
buccogingival	頬面歯肉面の	gingival（歯肉の）
buccopharyngeal	頬咽頭の	pharyngeal（咽頭の）

061 ★★ calc(i)- カルシウム、石灰
[kǽls(i)]

ラテン語 *calx*（石灰）
＜英語 calcium＞

hypercalcemia = hyper- + calc- + -emia
高カルシウム血症　過剰　カルシウム　血液の状態

hypocalcemia	低カルシウム血症	hypo-【低下】、-emia【血液の状態】
calcinosis	石灰沈着症	-osis【病態】
calciphilia	カルシウム親和性	-philia【〜を好む傾向】
calciphylaxis	カルシフィラキシー	phylaxis（ギリシャ語 *phylaxis*：防御）

062 ★ carbo-, carbon- 炭素
[káːrbou,-bə)] [káːrbən]
ラテン語 *carbo*（木炭）
＜英語　carbon＞

carbo(no)metry = carbo- + -metry
炭酸ガス測定（法）　炭素　測定法

carbohydrate	炭水化物	hydr-【水】+ -ate【〜酸塩】
carbonate	炭酸塩	-ate【〜酸塩】
carbonic	炭素の、炭酸の	-ic〔形容詞語尾〕
carbonuria	炭酸尿（症）	-uria【尿の状態】

063 ★★★ carcino- 癌
[káːrsin(ou,ə)]
ギリシャ語 *karkinos*（蟹）
＜英語　cancer＞

carcinogen = carcino- + -gen
発癌性物質　癌　生成物

carcinoembryonic	癌胎児性の	embryonic（胎児の）
carcinogenesis	発癌性	-genesis【発生】
carcinoma	癌腫	-oma【腫瘍】
carcinosarcoma	癌肉腫	sarc-【肉】+ -oma【腫瘍】

コラム　癌と蟹

癌のことを英語では cancer といいますが、これはギリシャ語 *karkinos*（蟹）に由来しています。紀元前5世紀、古代ギリシャでは既に乳癌の外科的治療が行われていました。医学の父ヒポクラテスは、婦人の乳房の一部が、まるで蟹の甲羅のようにごつごつと硬く腫れ上がり、その周辺に広がる血管が蟹の足のように見えたことから、その病変部分を「*karkinos*（蟹）のよう」と表現したことに始まるといわれています。その後、ラテン語を通して *karkinos* は cancer の語源となり「癌」を意味するようになりました。

064 ★★★ cardi(o)- 心臓、噴門
[káːrdi(ou,ə)]
ギリシャ語 *kardia*（心臓）
＜英語　heart, cardia＞

cardiomyopathy = cardio- + myo- + -pathy
心筋症　心臓　筋肉　病気

cardiac	心臓の	-ac〔形容詞語尾〕
cardiomegaly	心肥大	-megaly【肥大】
cardiomyotomy	噴門筋切開（術）	myo-【筋肉】+ -tomy【切開（術）】
cardiotonic	強心性の、強心剤	-tonic【緊張の】

065 ★★ -cardia　心臓　[ká:diə]　ギリシャ語 *kardia*（心臓）　＜英語　heart＞

tachycardia　=　tachy-　+　-cardia
頻脈　　　　　　速い　　　　心臓

bradycardia	徐脈	brady-【遅い】
embryocardia	胎児心音	embryo-【胎児】
miocardia	収縮	mio（ギリシャ語 *meion*：より少ない）

コラム　心臓と噴門

　心臓（heart）と噴門（食道と胃をつなぐ開口部：cardia）はともに、ギリシャ語 *kardia* に由来します。本来 *kardia* は「心臓」を意味していましたが、心臓と噴門が近くにあることから、「噴門」の意味も表すようになったのではないかといわれています。現在では医学英語では cardia は「噴門」を意味します。一方「心臓」は heart ですが、これは古英語 *heorte* に由来します。ちなみに形容詞形 cardiac は「心臓の」「噴門の」の両者の意味を表します。

066 ★ cata-　下方　[kǽtə]　ギリシャ語 *kata*（下方）　＜英語　down＞

catalysis　=　cata-　+　-lysis
触媒作用　　　　下方　　　　分解

catalepsy	カタレプシー	-lepsy【発作】
cataplasia	降形成、退化	-plasia【形成】
catatonia	カタトニー［緊張病］	-tonia【緊張症】

コラム　下に流れ出す

　白内障（cataract）という病気は紀元前からあり、cataract はギリシャ語 *katarraktes*（滝）（*kata*「下へ」+ *rraktes*「落ちること」）に由来しています。ギリシャ医学の流れを受け継いだアラビア医学では、白内障は「脳から濁った水が滝のように落ちてきて眼にたまったもの」であると考えられていました。
　一方、catarrh（カタル）は、ギリシャ語 *katarrous*（*kata*「下へ」+ *rrous*「流れること」）に由来します。古代ギリシャでは、脳は粘液の溜まっているところで、それが過剰になると下に流れ出すと考えられていたことから、粘液の滲出性の炎症のことをカタルというようになりました。

067 ★ cec(o)-　盲腸
[síːk(ou,ə)]

ラテン語 *caecum*（盲腸、盲目）
＜英語　cecum＞

cecitis ＝ cec- ＋ -it is
盲腸炎　　盲腸　　炎症

cecal	盲腸の	-al〔形容詞語尾〕
cecectomy	盲腸切除（術）	-ectomy【切除（術）】
cecopexy	盲腸固定（術）	-pexy【固定】
cecostomy	盲腸瘻造設術	-stomy【外科的開口部】

068 ★★ -cele　ヘルニア、腫れ
[síːl]

ギリシャ語 *kele*（ヘルニア、腫れ）
＜英語　hernia＞

encephalocele ＝ encephalo- ＋ -cele
脳ヘルニア　　　　脳　　　　　ヘルニア

aerocele	気瘤	aero-【空気】
entocele	内ヘルニア	ento-【内】
hydrocele	水瘤、水腫	hydro-【水】
meningocele	髄膜ヘルニア	meningo-【髄膜】

069 ★ celi(o)-　腹
[síːli(ou,ə)]

ギリシャ語 *koilia*（腹）
＜英語　belly＞

celiotomy ＝ celio- ＋ -tomy
開腹（術）　　腹　　　切開（術）

celiocentesis	腹腔穿刺	-centesis【外科的穿刺】
celiorrhaphy	腹壁縫合（術）	-rrhaphy【外科的縫合】
celioscopy	腹腔鏡検査（法）	-scopy【検査法】

070 ★ celo-　体腔、ヘルニア、腫れ
[síːl(ou,ə)]

ギリシャ語 *kele*（ヘルニア、腫れ）、*koiloma*（くぼみ）
＜英語　hollow, hernia, celom＞

celoscope ＝ celo- ＋ -scope
体腔鏡　　　体腔　　鏡

celomic	体腔の	-ic〔形容詞語尾〕
celophlebitis	空静脈炎	phleb-【静脈】＋ -it is【炎症】
celosomia	セロソミア[先天性胸腹臓器ヘルニア]	somia（ギリシャ語 *soma*：体）

071 ★★ -centesis　外科的穿刺
[sentí:sis]　ギリシャ語 *kentesis*（刺すこと）
＜英語　puncture＞

abdominocentesis = abdomino- + -centesis
腹腔穿刺　　　　　　　　腹　　　　外科的穿刺

amniocentesis	羊水穿刺	amnio-【羊水】
pericardiocentesis	心膜穿刺	peri-【周囲】+ cardio-【心臓】
pneumocentesis	肺穿刺	pneumo-【肺】
thora(co)centesis	胸腔穿刺	thoraco-【胸郭】

072 ★ centro-　中心
[séntrou,-rə]　ギリシャ語 *kentron*（中心点）
＜英語　center＞

centrocyte = centro- + -cyte
中心細胞　　　中心　　　細胞

central	中心の	-al〔形容詞語尾〕
centroplasm	中心質	-plasm【形成されたもの】
centrosphere	中心球	-sphere【球】

073 ★★ cephal(o)-　頭
[séfəl(ou,ə)]　ギリシャ語 *kephale*（頭）
＜英語　head＞

cephalometry = cephalo- + -metry
頭部計測（法）　　頭　　　　測定法

cephalalgia	頭痛	-algia【痛み】
cephalocentesis	頭蓋穿刺、脳穿刺	-centesis【外科的穿刺】
cephal(o)hematoma	頭血腫	hemat-【血液】+ -oma【腫瘍】
cephalhydrocele	頭水瘤	hydro-【水】+ -cele【腫れ】

074 ★★★ -cephaly　頭
[séfəli]　ギリシャ語 *kephale*（頭）
＜英語　head＞

hydrocephaly = hydro- + -cephaly
水頭症　　　　　水　　　　頭

acrocephaly	尖頭症	acro-【先端】
macrocephaly	大頭[蓋]症	macro-【大きい】
microcephaly	小頭[蓋]症	micro-【小さい】
oxycephaly	尖頭症	oxy-【鋭い】

注 釈

-cephaly の形容詞形は -cephalic となります。

acrocephaly	→	acrocephalic
hydrocephaly	→	hydrocephalic
macrocephaly	→	macrocephalic
microcephaly	→	microcephalic
oxycephaly	→	oxycephalic

---

075 ★★ **cerebell(o)-** 小脳　　ラテン語 *cerebellum*（小さな脳）
[sérəbel(ou,ə)]　　　　　　　< 英語　cerebellum >

cerebellitis ＝ cerebell- ＋ -it is
　小脳炎　　　　小脳　　　　炎症

cerebellar	小脳の	-ar〔形容詞語尾〕
cerebellomedullary	小脳延髄の	medullary（髄質の）
cerebellopontine	小脳橋の	pontine（橋の）

注 釈

ラテン語由来の医学英語には、-la、-lum（-culum）、-lus（-culus）で終わる語がよくでてきます。これらは「小さい」を表し、指小辞といいます。

-la：	roseola	バラ疹	＜	roseus	バラ
	vesicula	小嚢、小胞	＜	vesica	嚢
	uvula	垂	＜	uva	ブドウ
-lum：	cerebellum	小脳	＜	cerebrum	脳
	ossiculum	小骨	＜	os	骨
	reticulum	小網	＜	rete	網
	tuberculum	結節	＜	tuber	こぶ
-lus：	calculus	結石	＜	calx	石
	glomerulus	糸球体	＜	glomus	球状の塊
	tubulus	小管	＜	tubus	管

076 ★★★ cerebr(o)- 大脳
[sérəbr(ou,ə)]

ラテン語 *cerebrum*（脳）
＜英語 cerebrum, brain＞

cerebropathy ＝ cerebro- ＋ -pathy
脳障害［脳症］　　　大脳　　　病気

cerebral	大脳の	-al〔形容詞語尾〕
cerebrosclerosis	脳硬化（症）	-sclerosis【硬化症】
cerebrospinal	脳脊髄の	spinal（脊髄の）
cerebrovascular	脳血管性の	vascular（血管の）

077 ★★ cervic(o)- 頸部
[sə́:rvik(ou,ə)]

ラテン語 *cervix*（頸部）
＜英語 cervix, neck＞

cervicitis ＝ cervic- ＋ -it is
子宮頸管炎　　頸部　　炎症

cervical	子宮頸部の	-al〔形容詞語尾〕
cervicobrachial	頸腕の	brachial（上腕の）
cervicofacial	頸顔面の	facial（顔の）
cervicoplasty	頸管形成（術）	-plasty【形成（術）】

078 ★ ch(e)il(o)- 唇
[káil(ou,ə)]

ギリシャ語 *cheilos*（唇）
＜英語 lip＞

cheilognathoglossoschisis ＝ cheilo- ＋ gnatho- ＋ glosso- ＋ -schisis
　　　口唇顎舌裂　　　　　　　唇　　　　顎　　　　舌　　　　裂

cheiloplasty	唇形成（術）	-plasty【形成（術）】
ch(e)ilitis	口唇炎	-it is【炎症】
ch(e)ilosis	口角症、口唇症	-osis【病態】
cheilotomy	口唇切開（術）	-tomy【切開（術）】

079 ★ ch(e)ir(o)- 手
[káir(ou,ə)]

ギリシャ語 *cheir*（手）
＜英語 hand＞

ch(e)iromegaly ＝ ch(e)iro- ＋ -megaly
　　巨手症　　　　　　手　　　　巨大

ch(e)irokinesthesia	手運動（感）覚	kine-【運動】＋ -esthesia【感覚】
ch(e)iropodalgia	手足痛	pod-【足】＋ -algia【痛み】
ch(e)irospasm	手痙攣	-spasm【痙攣】
chiropractic	カイロプラクティック［脊椎指圧療法］	practic（ギリシャ語 *praktikos*：実践的な）

| 080 ★★ | **chem(o)-** 化学 [kí:m(ou,ə)] | アラビア語 *al-kimiya*（錬金術）
＜ 英語　chemistry ＞ |

chemotherapy ＝ chemo- ＋ -therapy
化学療法　　　　　化学　　　　治療

chemist	化学者	-ist〔名詞語尾〕
chemoreceptor	化学受容体	receptor（受容体）
chemosynthesis	化学合成	synthesis（合成）
chemotransmitter	化学伝達物質	transmitter（伝達物質）

コラム　錬金術と化学

　アラビア語 *al-kimiya* は、アラビア語の定冠詞 *al* とギリシャ語 *kemeia*（変質）に由来し、「金を作るために金属を混ぜ合わせ変質させる術」から「錬金術」という意味を表すようになりました。錬金術（alchemy）がエジプトからアラビア世界、さらに中世ヨーロッパに広がるにつれ、錬金術を元に近代ヨーロッパで化学が学問として発展しました。これに伴って alchemy は定冠詞 *al* が落ちた形の chemy となり、これに専門家を表す -ist がついて chemist（化学者）、さらにそこに名詞語尾 -ry がついて chemistry（化学）を表すようになりました。

| 081 ★ | **chlor(o)-** 緑、塩素 [klɔ́:r(ou,ə)] | ギリシャ語 *chloros*（薄緑）
＜ 英語　green, chlorine ＞ |

chloropsia ＝ chlor- ＋ -opsia
緑視　　　　　緑　　　視覚

chlorine	塩素	-ine【物質】
chloroma	緑色腫	-oma【腫瘍】
hyperchloride	過塩素酸	hyper-【過剰】、-ide【〜化物】
hyperchloruria	高塩素尿（症）	hyper-【過剰】、-uria【尿の状態】

| 082 ★★ | **cholangi(o)-** 胆管 [kəlǽndʒi(ou,ə), kou-] | ギリシャ語 *chole*（胆汁）＋ *angeion*（管）
＜ 英語　bile duct ＞ |

cholangiopancreatography ＝ cholangio- ＋ pancreato- ＋ -graphy
胆道膵管造影（法）　　　　　胆管　　　　膵臓　　　　記述法

cholangiectasis	胆管拡張（症）	-ectasis【拡張（症）】
cholangiocyte	胆管細胞	-cyte【細胞】
cholangioscopy	胆道鏡検査（法）	-scopy【検査法】
cholangitis	胆管炎	-itis【炎症】

083 ★★★ chol(e)- 胆汁
[kóul(ə)-, kɔ́l(ə)-]

ギリシャ語 *chole*（胆汁）
＜英語　bile＞

cholelith	=	chole-	+	-lith
胆石		胆汁		石

cholagogue	胆汁排出物質、利胆薬	-agogue【促進物質】
cholangiography	胆管造影（法）	angio-【脈管】+ -graphy【記述法】
cholestasis	胆汁うっ滞	-stasis【静止】
cholesterol	コレステロール	sterol（ステロール）

コラム　コレラと胆汁

コレラ（cholera）という病名は、ギリシャ語 *chole(r)*（黄色胆汁）に由来します。ヒポクラテスは、人間の体液を4種類（血液、粘液、黄色胆汁、黒色胆汁）に分類する四体液説を唱え、このうち黄色胆汁は、熱く乾いた性状をもつものとしました。コレラは最初、この性状に合致する熱い国の病気で、その特徴的な症状が米のとぎ汁様の下痢であることから、これが胆汁の異常だと考えられ、この名がつきました。ちなみに四体液説によれば、黄色胆汁の多い人を choleric といい、その性質は怒りっぽく短気であることから、現代英語 choleric は「怒りっぽい」という意味になっています。

084 ★★ cholecyst(o)- 胆嚢
[kóuləsist(ou,ə), kə́-]

ギリシャ語 *chole*（胆汁）+ *kystis*（小袋）
＜英語　gallbladder, cholecyst＞

cholecystitis	=	cholecyst-	+	-it is
胆嚢炎		胆嚢		炎症

cholecystectomy	胆嚢切除（術）	-ectomy【切除（術）】
cholecystic	胆嚢の	-ic【形容詞語尾】
cholecystogastrostomy	胆嚢胃吻合（術）	gastro-【胃】+ -stomy【外科的開口部】
cholecystography	胆嚢造影（法）	-graphy【記述法】

085 ★★ choledoch(o)- 総胆管
[kouledóuk(ou,ə), kəl-,-dɔ́-]

ギリシャ語 *chole*（胆汁）+ *dochos*（管）
＜英語　common bile duct＞

choledocholith	=	choledoch-	+	-lith
総胆管結石		総胆管		結石

choledochectomy	総胆管切除（術）	-ectomy【切除（術）】
choledochal	総胆管の	-al【形容詞語尾】
choledochography	総胆管造影（法）	-graphy【記述法】
choledochotomy	総胆管切開（術）	-tomy【切開（術）】

086 ★★ chondr(o)- 軟骨
[kándr(ou,ə), kɔ́-]
ギリシャ語 *chondros*（軟骨）
＜英語　cartilage, gristle＞

chondrodystrophy = chondro- + dys- + -trophy
軟骨形成異常（症）、軟骨異栄養症　軟骨　異常　栄養

chondrocalcinosis	軟骨石灰化（症）	calci-【カルシウム】+ -osis【病態】
chondrocyte	軟骨細胞	-cyte【細胞】
chondroid	軟骨状の	-oid【類似】
chondroma	軟骨腫	-oma【腫瘍】

087 ★ chorio- 絨毛膜、脈絡膜
[kɔ́:riou,-riə]
ギリシャ語 *chorion*（胎児を包む膜）
＜英語　chorion＞

choriocarcinoma = chorio- + carcino- + -oma
絨毛上皮腫　絨毛膜　癌　腫瘍

chorioadenoma	絨毛腺腫	adeno-【腺】+ -oma【腫瘍】
chorioangiosis	絨毛血管腫	angio-【血管】+ -osis【病態】
choriomeningitis	脈絡髄膜炎	mening-【髄膜】+ -itis【炎症】
chorionic	絨毛膜の	-ic〔形容詞語尾〕

088 ★ choroid(o)- 脈絡膜
[kɔ́:rɔid(ou, ə)]
ギリシャ語 *choroeides*（膜のようなもの）
＜英語　choroid＞

choroiditis = choroid- + -itis
脈絡膜炎　脈絡膜　炎症

choroidal	脈絡膜の	-al〔形容詞語尾〕
choroidocyclitis	脈絡膜毛様体炎	cycl-【毛様体】+ -itis【炎症】
choroidopathy	脈絡膜症	-pathy【病気】

089 ★ chromat(o)-, chrom(o)- 色
[kroumæt(ou,ə),krə-] [króum(ou,ə)]
ギリシャ語 *chroma*（色）
＜英語　color＞

chromatography = chromato- + -graphy
クロマトグラフィー　色　記述法

chromatolysis	染色質溶解	-lysis【溶解】
chromophile	色素親和性	-phile【愛する】
chromosome	染色体	some（ギリシャ語 *soma*：体）
chromogen	クロモゲン[色原体]	-gen【生成物】

090 ★ chron(o)-　　時間
[krán(ou,ə), krɔ́-]
ギリシャ語 *chronos*（時間）
＜英語　time＞

chronotherapy ＝ chrono- ＋ -therapy
時間療法、適時選択型化学療法　時間　　　治療

chronic	慢性の	-ic〔形容詞語尾〕
chronometry	時間測定（法）	-metry【測定法】
chronotropic	変時性の	-tropic【向性の】
gastrochronorrhea	慢性胃液分泌過多（症）	gastro-【胃】、-rrhea【漏出】

091 ★ chyl(o)-　　乳び
[káil(ou,ə)]
ギリシャ語 *chylos*（汁）
＜英語　chyle＞

chylemia ＝ chyl- ＋ -emia
乳び血（症）　乳び　　血液の状態

chylomicron	カイロミクロン[乳び脂粒]	micron（ミクロン）
chylothorax	乳び胸（症）	thorax（胸）
chylous	乳びの	-ous〔形容詞語尾〕
chyluria	乳び尿（症）	-uria【尿の状態】

092 ★★★ -cide　　殺す（もの、人、薬剤）
[said]
ラテン語 *cidium*（殺害）
＜英語　killing＞

bactericide ＝ bacteri- ＋ -cide
殺菌薬　　　　細菌　　　殺す薬剤

fungicide	殺真菌薬	fungi（真菌）
germicide	殺菌薬	germ（細菌）
insecticide	殺虫剤	insect（虫）
suicide	自殺	sui（ラテン語 *se*：自身）

注　釈

-cide の形容詞形は -cidal となります。

bactericide	→	bactericidal
fungicide	→	fungicidal
germicide	→	germicidal
insecticide	→	insecticidal
suicide	→	suicidal

093 ★ cili(o)- 毛様体、線毛
[síli(ou,ə)]

ラテン語 *cilium*（まつげ）
＜ 英語　eyelash, cilium ＞

ciliectomy ＝ cili- ＋ -ectomy
毛様体切除(術)　毛様体　切除(術)

ciliary	毛様体の、線毛の	-ary〔形容詞語尾〕
cilioretinal	毛様体網膜の	retinal（網膜の）
ciliospinal	毛様体脊髄の	spinal（脊髄の）
ciliotoxicity	毛様体毒性	toxicity（毒性）

094 ★ cleid(o)- 鎖骨
[kláid(ou)]

ギリシャ語 *kleis*（差し錠）
＜ 英語　clavicle ＞

cleidotomy ＝ cleido- ＋ -tomy
鎖骨切断(術)　鎖骨　切開(術)

cleidocostal	鎖骨肋骨の	costal（肋骨の）
cleidocranial	鎖骨頭蓋骨の	cranial（頭蓋骨の）
cleidal	鎖骨の	-al〔形容詞語尾〕

095 ★★ -clysis 洗浄、注入
[kláisis]

ギリシャ語 *klysis*（洗浄すること）
＜ 英語　clyster, lavage ＞

hypodermoclysis ＝ hypo- ＋ dermo- ＋ -clysis
　皮下注入　　　　　下　　　皮膚　　　洗浄

coloclysis	結腸洗浄	colo-【結腸】
peritoneoclysis	腹膜内灌流	peritoneo-【腹膜】
pleuroclysis	胸膜腔洗浄	pleuro-【胸膜】
proctoclysis	直腸灌流	procto-【直腸】

096 ★★★ -coccus 球菌
[kákəs, kɔ́k-]

ギリシャ語 *kokkos*（漿果）
＜ 英語　coccus ＞

staphylococcus ＝ staphylo- ＋ -coccus
　ブドウ球菌　　　　ブドウ　　　球菌

enterococcus	腸球菌	entero-【腸】
gonococcus	淋菌	gono-【精液】
meningococcus	髄膜炎菌	meningo-【髄膜】
streptococcus	連鎖球菌	strepto（ギリシャ語 *streptos*：ねじれた）

注 釈

-coccus の複数形は -cocci、形容詞形は -coccal となります。

球菌	複数形	形容詞形
enterococcus	enterococci	enterococcal
gonococcus	gonococci	gonococcal
meningococcus	meningococci	meningococcal
staphylococcus	staphylococci	staphylococcal
streptococcus	streptococci	streptococcal

---

097 ★ coccy-, coccyg(o)-　尾骨　ギリシャ語 *kokkyx*（カッコウ）
[káksi]　[kaksig(ou,ə)]　＜英語　coccyx ＞

coccygectomy ＝ coccyg- ＋ -ectomy
尾骨切除(術)　　尾骨　　切除(術)

coccyalgia	尾骨痛	-algia【痛み】
coccygeal	尾骨の	-al〔形容詞語尾〕
coccy(go)dynia	尾骨痛	-odynia【痛み】

---

098 ★ col(o)-, colono-　結腸、大腸　ギリシャ語 *kolon*（結腸）
[kóul(ou,ə)][kóulənɑ, -nə]　＜英語　colon ＞

colitis ＝ col- ＋ -it is
大腸[結腸]炎　大腸[結腸]　炎症

colonography	大腸撮影(法)	-graphy【記述法】
colonoscopy	結腸鏡検査(法)	-scopy【検査法】
colorrhaphy	結腸縫合(術)	-rrhaphy【外科的縫合】
colostomy	人工肛門形成(術)、結腸造瘻(術)	-stomy【外科的開口部】

---

099 ★ colp(o)-　膣　ギリシャ語 *kolpos*（くぼみ、ひだ）
[kálp(ou,ə)]　＜英語　vagina ＞

colposcope ＝ colpo- ＋ -scope
コルポスコープ[膣拡大鏡]　膣　　鏡

colpohysterectomy	膣式子宮摘出(術)	hyster-【子宮】＋ -ectomy【摘出(術)】
colposcopy	コルポスコピー[膣鏡診]	-scopy【検査法】
colpospasm	膣痙攣	-spasm【痙攣】
colpotomy	膣切開(術)	-tomy【切開(術)】

100 ★ conjunctiv(o)- 結膜
[kɔndʒʌ́nktiv(ou,ə)]
ラテン語 *conjunctivus*（結合）
＜英語 conjunctiva＞

conjunctivorhinostomy = conjunctivo- + rhino- + -stomy
結膜鼻造瘻（術、口）　　結膜　　鼻　　外科的開口部

conjunctival	結膜の	-al〔形容詞語尾〕
conjunctivitis	結膜炎	-it is【炎症】
conjunctivoplasty	結膜形成（術）	-plasty【形成（術）】

101 ★★ contra- 逆、反対
[kɑ́ntrə, kɔ́n-]
ラテン語 *contra*（反対の、逆の）
＜英語 opposite, against＞

contralateral = contra- + lateral
対側性の　　反対　　側面の

contraception	避妊	conception（受胎、受精）
contradiction	矛盾、否定	diction（言い回し）
contraindication	禁忌	indication（指示）
contraposition	対立	position（位置）

102 ★ copr(o)- 糞便
[kɑ́pr(ou,ə), kɔ́-]
ギリシャ語 *kopros*（糞）
＜英語 feces＞

coprophilia = copro- + -philia
好糞（性、症）　糞便　～を好む傾向

copremesis	吐糞（症）	-emesis【嘔吐】
coprolith	糞石	-lith【石】
coprophagia, coprophagy	食糞症、汚食症	-phagia, -phagy【食べること】
coprophobia	恐糞（症）	-phobia【恐怖（症）】

103 ★ core(o)- 瞳孔
[kɔ́:ri(ou, ə)]
ギリシャ語 *kore*（瞳孔）
＜英語 pupil＞

corelysis = core- + -lysis
瞳孔剥離（術）　瞳孔　分解

corectopia	瞳孔偏位	ect-【外】+ -topia【場所】
coreoplasty	瞳孔〔虹彩〕形成（術）	-plasty【形成（術）】
coreotomy	瞳孔切開（術）	-tomy【切開（術）】

104 ★ cortic(o)- 皮質
[kɔ́:rtik(ou,ə)]

ラテン語 *cortex*（外皮）
＜英語 cortex＞

corticoid = cortic- + -oid
コルチコイド（様の） 皮質 類似

cortical	皮質の	-al〔形容詞語尾〕
corticosteroid	コルチコステロイド	steroid（ステロイド）
glucocorticoid	糖質コルチコイド	gluco-【ブドウ糖】、-oid【類似】

105 ★★ cost(o)- 肋骨
[kɔ́st(ou,ə)]

ラテン語 *costa*（肋骨）
＜英語 rib, costa＞

costotomy = costo- + -tomy
肋骨切開（術） 肋骨 切開（術）

costal	肋骨の	-al〔形容詞語尾〕
costochondritis	肋軟骨炎	chondr-【軟骨】+ -it is【炎症】
costovertebral	肋椎の	vertebral（椎骨の）
intercostal	肋間の	inter-【間】

106 ★★ counter- 逆、反対
[káuntər]

ラテン語 *contra*（反対の）
＜英語 against＞

countertransport = counter- + transport
対向輸送 反対 輸送

countercurrent	対向流、反流	current（電流）
counterirritant	反対刺激薬	irritant（刺激薬）
counterpulsation	カウンターパルセーション	pulsation（脈動）
countershock	カウンターショック	shock（ショック）

107 ★★ crani(o)- 頭蓋
[kréini(ou,ə)]

ギリシャ語 *kranion*（頭蓋骨）
＜英語 cranium, skull＞

craniotomy = cranio- + -tomy
開頭術 頭蓋 切開（術）

cranial	頭蓋の	-al〔形容詞語尾〕
craniectomy	頭蓋(骨)局部切除(術)	-ectomy【切除(術)】
craniometer	頭蓋計測器	-meter【計器】
cranioplasty	頭蓋形成(術)	-plasty【形成(術)】

108 ★ cryo- 寒冷
[kráiou,-iə]
ギリシャ語 *kryos*（冷たい）
＜英語 cold＞

cryotherapy ＝ cryo- ＋ -therapy
寒冷療法　　　寒冷　　　治療

cryesthesia	冷(感)覚、寒冷過敏症	-esthesia【感覚】
cryoglobulin	クリオ[寒冷]グロブリン	globulin（グロブリン）
cryopathy	寒冷症	-pathy【病気】
cryosurgery	凍結手術	surgery（手術）

109 ★ crypt(o)- 陰窩、隠れた
[krípt(ou)]
ギリシャ語 *kryptos*（隠れた）
＜英語 crypt, hidden＞

cryptitis ＝ crypt- ＋ -it is
陰窩炎　　　陰窩　　　炎症

cryptococcus	クリプトコッカス	-coccus【球菌】
cryptogenic	原因不明の	-genic【生じる】
cryptomnesia	潜在記憶	-mnesia【記憶】
cryptorchidism	停留睾丸[精巣]	orchid-【睾丸】＋ -ism【(病的)状態】

110 ★ cyan(o)- 青色
[saiən(ou,ə)]
ギリシャ語 *kyanos*（暗青色）
＜英語 cyan＞

cyanosis ＝ cyan- ＋ -osis
チアノーゼ　　青色　　　病態

cyanide	シアン化物	-ide【〜化物】
cyanocobalamin	シアノコバラミン	cobalamin（コバラミン）
cyanogen	シアン	-gen【生成物】
cyanopsia	青視(症)	-opsia【視覚】

111 ★ cycl(o)- 円、環式、毛様体
[sáikl(ou,ə)]
ギリシャ語 *kyklos*（円）
＜英語 circle＞

choroidocyclitis ＝ choroido- ＋ cycl- ＋ -it is
脈絡膜毛様体炎　　　脈絡膜　　　毛様体　　炎症

cyclic	周期的な、環式の	-ic〔形容詞語尾〕
cycloid	循環気質	-oid【形】
cycloplegia	毛様体筋麻痺、調節麻痺	-plegia【麻痺】
cyclotomy	毛様体切開(術)	-tomy【切開(術)】

112 ★★ cyst(o)- 囊(胞)、膀胱
[síst(ou,ə)]

ギリシャ語 *kystis*（小袋、膀胱）
＜英語　bladder, cyst＞

cystolith ＝ cysto- ＋ -lith
膀胱結石　　膀胱　　結石

cystic	囊胞(性)の	-ic〔形容詞語尾〕
cystiform	囊胞状の	-form【形】
cystitis	膀胱炎	-it is【炎症】
cystoscopy	膀胱鏡検査(法)	-scopy【検査法】

113 ★★★ -cyst 囊(胞)、膀胱
[sist]

ギリシャ語 *kystis*（小袋、膀胱）
＜英語　bladder, cyst＞

cholecyst ＝ chole- ＋ -cyst
胆囊　　　胆汁　　囊(胞)

dacryocyst	涙囊	dacryo-【涙】
fibrocyst	線維囊胞	fibro-【線維】
keratocyst	角化囊胞	kerato-【角質】
pseudocyst	偽(性)囊胞	pseudo-【偽】

114 ★★★ -cyte 細胞
[sáit]

ギリシャ語 *kytos*（容器、くぼみ）
＜英語　cell＞

erythrocyte ＝ erythro- ＋ -cyte
赤血球　　　赤色　　　細胞

granulocyte	顆粒球	granulo-【顆粒】
histiocyte	組織球	histio-【組織】
leukocyte	白血球	leuko-【白色】
lymphocyte	リンパ球	lympho-【リンパ】

注　釈

-cyte の形容詞形は -cytic となります。

erythrocyte	→	erythrocytic
granulocyte	→	granulocytic
histiocyte	→	histiocytic
leukocyte	→	leukocytic
lymphocyte	→	lymphocytic

115 ★★★ cyto- 細胞
[sáit(ou,ə)]

ギリシャ語 *kytos*（容器、くぼみ）
＜英語　cell＞

cytometry ＝ cyto- ＋ -metry
サイトメトリ[細胞測定法]　細胞　測定法

cytology	細胞学	-logy【学問】
cytophagy	細胞食作用	-phagy【食べること】
cytoplasm	細胞質	-plasm【形成されたもの】
cytotoxicity	細胞毒性、細胞傷害性	toxicity【毒性】

116 ★★ -cytosis 細胞増加（症）
[saitóusis]

cyto-【細胞】＋ -osis【病態】
＜英語　cytosis＞

leukocytosis ＝ leuko- ＋ -cytosis
白血球増加（症）　白色　細胞増加（症）

erythrocytosis	赤血球増加（症）	erythro-【赤色】
lymphocytosis	リンパ球増加（症）	lympho-【リンパ】
spherocytosis	球状赤血球（症）	sphero-【球】
thrombocytosis	血小板増加（症）	thrombo-【血小板】

117 ★ dacry(o)- 涙（嚢）
[dǽkri(ou,ə)]

ギリシャ語 *dakryon*（涙）
＜英語　tear＞

dacryorrhea ＝ dacryo- ＋ -rrhea
流涙（症）　涙　漏出

dacryoadenitis	涙腺炎	aden-【腺】＋ -it is【炎症】
dacryocystitis	涙嚢炎	cyst-【嚢】＋ -it is【炎症】
dacryolith	涙（結）石	-lith【石】

118 ★ dactyl(o)- 指
[dǽktil(ou,ə)]

ギリシャ語 *daktylos*（指）
＜英語　finger＞

dactylomegaly ＝ dactylo- ＋ -megaly
巨（指）症　指　巨大

dactylalgia, dactylodynia	指痛	-algia, -odynia【痛み】
dactylitis	指炎	-it is【炎症】
dactylogram	指紋	-gram【記録図】
dactylospasm	指痙攣	-spasm【痙攣】

119 ★★ -dactyly 指
[dǽktili]   ギリシャ語 *daktylos*（指）
＜英語　finger＞

polydactyly ＝ poly- ＋ -dactyly
多指（趾）症　　多い　　　指

arachnodactyly	クモ指（症）	arachno-【クモ】
brachydactyly	短指（症）	brachy-【短い】
megalodactyly	巨指症	megalo-【巨大】
syndactyly	合指症	syn-【共に】

120 ★★ de-　分離、脱〜
[di, də]   ラテン語 *de*（〜から離れて）
＜英語　away from＞

deformation ＝ de- ＋ formation
変形　　　　　分離　　形成

decalcification	脱灰	calcification（石灰化）
decomposition	分解	composition（構成）
dehydration	脱水	hydration（水和）

注　釈

医学英語では de- は、「〜から離れて」という意味で用いられることが多いですが、de- にはこれ以外にもいくつかの意味があります。

下へ	：de<u>press</u>	憂鬱にさせる	（ラテン語 *premere*：押す）
	de<u>crease</u>	減少する	（ラテン語 *crescere*：成長する）
ない	：de<u>spair</u>	絶望する	（ラテン語 *sperare*：希望する）
悪化	：de<u>generate</u>	退化する、変性する	（ラテン語 *generare*：生じる）
全く、完全に	：de<u>monstrate</u>	論証する	（ラテン語 *monstrare*：示す）

121 ★ dent(o)-　歯
[dént(ou,ə)]   ラテン語 *dens*（歯）
＜英語　tooth＞

dentin ＝ dent- ＋ -in
象牙質　　歯　　物質

dental	歯の	-al〔形容詞語尾〕
dentalgia	歯痛	-algia【痛み】
dentist	歯科医	-ist〔名詞語尾〕
dentoid	歯状の	-oid【形】

122 ★★★ derm(o)-, dermat(o)- 皮膚
[də́ːrm(ə,o)] [də́ːrmət(ou,ə)]
ギリシャ語 *derma*（皮膚）
＜ 英語　skin ＞

dermatitis	= dermat-	+ -itis
皮膚炎	皮膚	炎症
dermal	皮膚の	-al〔形容詞語尾〕
dermatology	皮膚科学	-logy【学問】
dermatoplasty	皮膚形成（術）	-plasty【形成（術）】
dermopathy	皮膚障害	-pathy【病気】

123 ★★★ -derm, -derma 皮膚
[də́ːrm] [də́ːrmə]
ギリシャ語 *derma*（皮膚）
＜ 英語　skin ＞

erythroderma	= erythro-	+ -derma
紅皮症	赤色	皮膚の状態
epiderm(a)	表皮	epi-【表】
bromoderma	臭素疹	bromo-【臭素】
keratoderma	角皮症	kerato-【角質】
melanoderma	黒皮症	melano-【黒色】
scleroderma	硬皮症	sclero-【硬い】

注 釈
-derm, -derma 共に「皮膚」を意味しますが、特に -derma は erythroderma（紅皮症）というように「皮膚の病態」も表します。

124 ★ dextr(o)- 右
[dékstr(ou,ə)]
ラテン語 *dexter*（右）
＜ 英語　right ＞

dextrose	= dextr-	+ -ose
デキストロース［右旋糖］	右	糖
dextral	右側の、右利きの	-al〔形容詞語尾〕
dextrocardia	右胸心、右心臓症	-cardia【心臓】
dextrocardiogram	右心電図	cardio-【心臓】+ -gram【記録図】
dextroposition	右位	position（位置）

125 ★★ di- 2 [dai]
ギリシャ語 *dis* (2)
< 英語　two, twice >

diplegia ＝ di- ＋ -plegia
両麻痺　　　　2　　　麻痺

dicephaly	二頭体	-cephaly【頭】
dimer	二量体、ダイマー	mer（ギリシャ語 *meros*：部分）
dioxide	二酸化物	oxide（酸化物）
disaccharide	二糖類	saccharide（糖類）

126 ★★ dia- 通って、完全に [dáiə]
ギリシャ語 *dia* (通って)
< 英語　through >

diarrhea ＝ dia- ＋ -rrhea
下痢　　　通って　　漏出

diabetes	糖尿病	betes（ギリシャ語 *bainein*：行く）
diagnosis	診断	gnosis（ギリシャ語 *gnosis*：知識）
diagram	ダイアグラム、図表	-gram【記録図】
dialysis	透析	-lysis【溶解】

コラム　糖尿病の語源と歴史

糖尿病（diabetes）の歴史は古く、紀元前15世紀のエジプトの文書に糖尿病に関する記述が残されています。また平安時代の貴族、藤原道長が糖尿病であったと思われる記述が当時の書物に残っています。

糖尿病は、尿が多量に流れ出て身体が衰えていく病気として知られていたことから、diabetes は、ギリシャ語 *dia*（通って）+ *bainein*（行く）に由来します。同じように尿が多量に出る病気として尿崩症という病気があります。両者は長い間 diabetes と呼ばれていましたが、17世紀イギリスの医師が、尿が甘くて多量に出るほうに mellitus（蜂蜜）をつけて diabetes mellitus（糖尿病）、一方、水のように味のないほうに insipidus（無味）をつけて diabetes insipidus（尿崩症）と呼び、区別するようになりました。

127 ★ diplo- 複、二重 [díplou,-lə]
ギリシャ語 *diploos* (二重、二倍)
< 英語　double >

diplopia ＝ diplo- ＋ -opia
複視　　　　複　　　　視覚

diploalbuminuria	二重タンパク尿(症)	albumin【アルブミン】+ -uria【尿の状態】
diplocardia	二心臓体	-cardia【心臓】
diplococcus	双球菌	-coccus【球菌】
diploid	二倍体	-oid【形】

128 ★ disc(o)- 円板、椎間板
[dísk(ou,ə)]
ギリシャ語 *diskos*（円板）
＜英語 disk＞

discectomy = disc- + -ectomy
椎間板切除(術)　椎間板　切除(術)

discography	椎間板造影(術)	-graphy【記述法】
discoid	円板状の、ジスコイド	-oid【形】
discopathy	椎間板症	-pathy【病気】
discoplacenta	円板状胎盤	placenta（胎盤）

129 ★★★ duoden(o)- 十二指腸
[djuːədiːn(ou,ə)]
ラテン語 *duodenum*（十二指幅の長さの腸）
＜英語 duodenum＞

gastroduodenostomy = gastro- + duodeno- + -stomy
胃十二指腸吻合(術)　胃　十二指腸　外科的開口部

duodenal	十二指腸の	-al〔形容詞語尾〕
duodenectomy	十二指腸切除(術)	-ectomy【切除(術)】
duodenitits	十二指腸炎	-it is【炎症】
duodenoscopy	十二指腸鏡検査(法)	-scopy【検査法】

コラム　指12本

古代ギリシャでは長さの単位として指の幅が用いられていました。人体解剖学の創始者であるギリシャの医学者ヘロフィロス（BC375-290）は、十二指腸（duodenum）を *dodekadaktylos*（指12本）と名づけました（*dodeka* は12、*daktylos* は指）。これがラテン語に入り、*intestinum duodenum digitorum*（指の幅の12倍の腸）として十二指腸を表しました。これが英語にはいって省略され、十二指腸は duodenum となりました。

---

130 ★★★ dys- 障害、異常、困難
[dis]
ギリシャ語 *dys*（異常）
＜英語 bad＞

dyspnea = dys- + -pnea
呼吸困難　困難　呼吸

dysentery	赤痢	entery（ギリシャ語 *enteron*：腸）
dysfunction	機能障害	function（機能）
dysgeusia	味覚障害	-geusia【味の状態】
dyspepsia	消化不良	-pepsia【消化】

コラム　赤痢と日本人

赤痢（dysentery）を引き起こす標準種を *Shigella dysenteriae*（志賀赤痢菌）といいます。この Shigella（赤痢菌属）は発見した細菌学者である志賀潔にちなみ、Shiga + ラテン語の「小さい」を意味する *-ella* から成り立っています。さらに Shigella に「病態」を表す -osis をつけた形の shigellosis は「細菌性赤痢」を意味します。

---

131 ★★ eco-　環境、生態
[ékou]　ギリシャ語 *oikos*（家）　＜英語　environment＞

ecology ＝ eco- ＋ -logy
生態（学）　生態　学問

ecocide	環境［生態系］破壊	-cide【殺すもの】
ecospecies	生態種	species（種）
ecosystem	生態系	system（体系）
ecotoxicity	生態毒性	toxicity（毒性）

132 ★★ -ectasis, -ectasia　拡張（症）
[éktəsis]　[ektéiziə]　ギリシャ語 *ektasis*（拡張）　＜英語　dilation＞

gastrectasis, gastrectasia ＝ gastr- ＋ -ectasis, -ectasia
胃拡張（症）　胃　拡張（症）

angiectasis, angiectasia	血管拡張（症）	angi-【血管】
atelectasis	アテレクターゼ［無気肺］	atele（ギリシャ語 *ateles*：不完全な）
bronchiectasis, bronchiectasia	気管支拡張（症）	bronchi-【気管支】
keratoectasia	角膜拡張（症）	kerato-【角膜】

133 ★★ ect(o)-　外
[ékt(ou,ə)]　ギリシャ語 *ektos*（外）　＜英語　outside＞

ectoderm ＝ ecto- ＋ -derm
外胚葉　外　皮膚

ectoantigen	外抗原	antigen（抗原）
ectocornea	角膜上皮	cornea（角膜）
ectoenzyme	細胞外酵素	enzyme（酵素）
ectopia	転位（症）、偏位	-topia【場所】

134 ★★★ -ectomy [éktəmi] 切除(術)、摘出(術)

ギリシャ語 *ektome* (外科的切除)
＜英語 excision＞

gastrectomy = gastr- + -ectomy
胃切除(術)　　胃　　切除(術)

appendectomy	虫垂切除(術)	append-【虫垂】
hysterectomy	子宮切除(術)	hyster-【子宮】
lymphadenectomy	リンパ節切除(術)	lymphaden-【リンパ節】
mastectomy	乳房切除(術)	mast-【乳房】

135 ★★★ -edema [edí:mə] 水腫、浮腫

ギリシャ語 *oidema* (腫れ)
＜英語 edema＞

angioedema = angio- + -edema
血管浮腫　　血管　　浮腫

lymphedema	リンパ水腫	lymph-【リンパ】
myxedema	粘液水腫	myx-【粘液】
papilledema	乳頭水腫	papill-【乳頭】
scleredema	浮腫性硬化症	scler-【硬化症】

注 釈

-edema の形容詞形は -edematous となります。

angioedema	→	angioedematous
lymphedema	→	lymphedematous
myxedema	→	myxedematous
papilledema	→	papilledematous
scleredema	→	scleredematous

コラム　オイディプス王と浮腫

ギリシャ語 *oidein* (腫れる)から派生した *oidema* (腫れ)は edema の語源です。また *oidein* は、ギリシャ神話に登場する王、オイディプス（Oedipus）の語源にもなっています。オイディプスは、彼の父が神託により子供の手にかかって死ぬことを知ったため、生まれるとすぐに足にピンを突き刺され、捨てられた王です。彼は山で羊飼いに拾われ、別の王のもとで育てられました。その際、彼の足の様子から「足（*pous*）が腫れた（*oidein*）者」を意味する Oedipus と名づけられました。父親を父と知らず殺害し、母親を母と知らずに性的関係をもつというオイディプス王の悲劇は、フロイトが提唱したエディプス・コンプレックス（Oedipus complex）の語源にもなりました。

136 ★★★ electr(o)- 電気
[iléktr(ou,ə)]

ギリシャ語 *elektron*（琥珀）
＜英語　electricity＞

electroencephalogram = electro- + encephalo- + -gram
　　　脳波図　　　　　　　電気　　　　脳　　　　記録図

electric, electrical	電気の	-ic, -ical〔形容詞語尾〕
electrocardiogram	心電図	cardio-【心臓】+ -gram【記録図】
electrolysis	電気分解	-lysis【分解】
electrophoresis	電気泳動	phoresis（ギリシャ語 *phoresis*：運ぶこと）

コラム　琥珀（コハク）と電気

琥珀は、ギリシャ語で *elektron* といい、ギリシャ神話の英雄アガメムノンの娘エレクトラ（Elektra）の目の色が琥珀色であったことに由来するといわれています。琥珀は、南洋杉などの樹液が長い年月をかけて化石化したもので、物を引きつける神秘的な力をもつこともあり、古くから宝石として珍重されてきました。琥珀をこすると、電気が発生することから、英語 electric の語源となっています。英語では琥珀は amber といいますが、これは中世からルネサンス頃にかけて、琥珀の取引を一手に握っていたアラブ人が琥珀を anbar と呼んだことに由来します。

137 ★★ embry(o)- 胚、胎芽、胎児
[émbri(ou,ə)]

ギリシャ語 *embryon*（動物の子）
＜英語　embryo＞

embryocardia = embryo- + -cardia
　　胎児心音　　　　胎児　　　心臓

embryogenesis	胚形成	-genesis【形成】
embryology	発生学、胎生学	-logy【学問】
embryopathy	胚[胎児]障害	embryo-【胚】
embryotrophy	胚栄養	-trophy【栄養】

138 ★ -emesis 嘔吐
[éməsis]

ギリシャ語 *emesis*（嘔吐）
＜英語　vomiting＞

hematemesis = hemat- + -emesis
　　吐血　　　　血液　　　嘔吐

copremesis	吐糞（症）	copr-【糞便】
hyperemesis	悪阻	hyper-【過剰】
sialemesis	吐唾（症）	sial-【唾液】

139 ★★★ -emia 血液の状態
[íːmiə]

ギリシャ語 *haima*（血液）+ *ia*（状態）
＜英語　bloody condition ＞

anemia = an- + -emia
貧血　　　ない　血液の状態

hyperglycemia	過血糖	hyper-【過剰】+ glyc-【糖】
leukemia	白血病	leuk-【白色】
uremia	尿毒症	ur-【尿】
hyperlip(id)emia	高脂血症	hyper-【過剰】+ lip-【脂肪】

注　釈

-emia の形容詞形は -emic となります。

anemia	→	anemic
hyperglycemia	→	hyperglycemic
leukemia	→	leukemic
uremia	→	uremic
hyperlipidemia	→	hyperlip(id)emic

140 ★★★ encephal(o)- 脳
[inséfəl(ou,ə), enk-]

ギリシャ語 *enkephalos*（脳）
＜英語　brain ＞

encephalitis = encephal- + -itis
脳炎　　　　　　脳　　　　炎症

encephalic	脳の	-ic〔形容詞語尾〕
encephaloma	脳腫瘍	-oma【腫瘍】
encephalomalacia	脳軟化（症）	-malacia【軟化症】
encephalopathy	脳障害、脳症	-pathy【病気】

141 ★★ endo- 内
[éndou]

ギリシャ語 *endon*（内）
＜英語　within ＞

endoscope = endo- + -scope
内視鏡　　　　内　　　鏡

endocrine	内分泌の	crine（ギリシャ語 *krinein*：分離する）
endogenous	内因性の	-genous【生じる】
endosome	エンドソーム	some（ギリシャ語 *soma*：体）
endotoxin	内毒素	toxin（毒素）

142 ★ endotheli(o)-　内皮
[endouθi:li(ou)]　　ギリシャ語 *endon*（内）+ *thele*（乳首）
＜英語　endothelium＞

endothelioma	= endotheli-	+ -oma
内皮腫	内皮	腫瘍

endothelial	内皮の	-al〔形容詞語尾〕
endothelin	エンドセリン	-in【物質】
endotheliocyte	内皮細胞	-cyte【細胞】
endotheliosis	内皮症	-osis【病態】

143 ★★★ enter(o)-　腸
[éntər(ou,ə)]　　ギリシャ語 *enteron*（腸）
＜英語　intestine, bowel＞

enteritis	= enter-	+ -it is
腸炎	腸	炎症

enteric	腸の	-ic〔形容詞語尾〕
enterobacterium	腸内細菌	bacterium（細菌）
enterotoxin	エンテロトキシン[腸毒素]	toxin（毒素）
enterococcus	腸球菌	-coccus【球菌】

144 ★ ento-　内
[éntou,-tə]　　ギリシャ語 *entos*（内）
＜英語　within＞

entoderm	= ento-	+ -derm
内胚葉	内	皮膚

entoblast	内胚葉	-blast【胚】
entocele	内ヘルニア	-cele【ヘルニア】
entoderm	内胚葉	-derm【皮膚】
entozoon	内部寄生動物	zoon（ギリシャ語 *zoon*：動物）

145 ★★ epi-　上、表
[épi]　　ギリシャ語 *epi*（上、間）
＜英語　on, upon＞

epidermolysis	= epi-	+ dermo-	+ -lysis
表皮剥離	表	皮膚	溶解

epiderm	表皮	-derm【皮膚】
epigastric	上腹部の、心窩部の	gastric（胃の）
epilepsy	てんかん	-lepsy【発作】
epiphysis	骨端	-physis【成長】

> コラム　エピデミックとパンデミック

感染症がコミュニティ内で流行することをエピデミック（epidemic）といいます。これはギリシャ語 *epi*（上、間）+ *demos*（人々）を語源とし、「人々の間で」から形容詞「流行性の」、名詞「流行病」という意味になりました。ここから epidemic の学問（-logy）、すなわち epidemiology（疫学）ができました。さらに、ギリシャ語 *pas*（すべての：343 pan- 参照）+ *demos*（人々）から pandemic（世界的流行の、世界的流行病）が作られ、感染症が世界的に流行することを意味します。ちなみに epidemic よりもさらに地域が限定された場合、ギリシャ語 *epi* が *en*（中）に代わり endemic（風土病、地方病）となります。

146 ★ epitheli(o)-　上皮
[epiθíːli(ou,ə)]

ギリシャ語 *epi*（上）+ *thele*（乳首）
＜英語　epithelium＞

epitheliocyte	=	epithelio-	+	-cyte
上皮細胞		上皮		細胞

epithelial	上皮の	-al〔形容詞語尾〕
epithelioma	上皮腫	-oma【腫瘍】
epitheliopathy	上皮症	-pathy【病気】
epithelioid	類上皮の	-oid【類似】

注　釈

　Epitheium（上皮）は本来、乳頭および唇の境界にある乳頭層をおおう薄い皮膚に対して用いた語です。現在では、上皮とは、体表面や中空臓器を覆っている組織のことを指し、胃・腸・肺・膵などに存在する腺（立方）上皮、皮膚・食道・子宮頸部などに見られる扁平上皮、膀胱、尿管に見られる移行上皮の3種類の上皮が知られています。

147 ★ ergo-　仕事
[ə́ːrgou,-gə]

ギリシャ語 *ergon*（仕事）
＜英語　work＞

ergograph	=	ergo-	+	-graph
エルゴグラフ		仕事		記録器

ergometer	エルゴメータ	-meter【計器】
ergotherapy	作業療法	-therapy【治療法】
ergotropic	仕事向性の	-tropic【向性の】

コラム　エルゴ

　Ergo- とよく似た形で、古フランス語（中世のフランス語）*argot*（雄鶏のけづめ）に由来する ergot（麦角）があります。麦角（バッカク）とは、ライ麦や小麦に寄生する角の形をしたカビで、ergometrine（エルゴメトリン）や ergotamine（エルゴタミン）といった麦角アルカロイド（ergot alkaloids）を産生します。エルゴメトリンは子宮収縮作用をもち、陣痛促進・子宮出血抑制に、エルゴタミンは血管収縮作用をもつことから偏頭痛治療に用いられます。

---

148 ★　erot(o)-　性愛
[íroʊt(oʊ,ə)]

ギリシャ語 *eros*（性愛）
＜英語　eros＞

eroticism	= erotic	+ -ism
エロチシズム	性愛の	状態

erotic	性愛の、性欲をかきたてる	-ic〔形容詞語尾〕
erotogenesis	性欲発生	-genesis【発生】
erotomania	色情狂	-mania【〜狂】
erotopathy	性倒錯	-pathy【病気】

コラム　エロスとキューピッド

　一般に「性愛」、精神分析学で「生の本能」と表される eros は、ギリシャ神話の愛の神エロス（Eros）に由来します。エロスは原始の神の一人とされ、愛の女神アフロディテの従者として容姿端麗な青年として描かれました。時代を経てエロスは、アフロディテの息子として描かれるようになってから、その姿は幼児化し、背中に翼を持った愛らしい表情となりました。ローマ神話ではエロスはクピド（ラテン語 *Cupido*）と呼ばれ、これが語源になって英語ではキューピッド（Cupid）というようになりました。また古代ギリシャでは「愛」には4つの形（*eros*、*phileo*、*agapao*、*stergo*）があるとされ、*eros* は性愛（sexual love）を意味しました。

---

149 ★★★　erythr(o)-　赤色
[iríθr(oʊ,ə)]

ギリシャ語 *erythros*（赤）
＜英語　red＞

erythrocyte	= erythro-	+ -cyte
赤血球	赤色	細胞

erythroblast	赤芽球	-blast【芽】
erythro(cyto)penia	赤血球減少（症）	-penia【減少（症）】
erythropoiesis	赤血球生成	-poiesis【生成】
erythruria	赤血球尿（症）	-uria【尿の状態】

150 ★★★ esophag(o)- 食道
[isáfəg(ou,ə), iːs-]

ギリシャ語 *oisophagos*（食べ物の導管）
＜ 英語　esophagus, gullet ＞

esophagogastrostomy ＝ esophago- ＋ gastro- ＋ -stomy
食道胃吻合（術）　　　　　　　食道　　　　胃　　　外科的開口部

esophagalgia	食道痛	-algia【痛み】
esophageal	食道の	-ial〔形容詞語尾〕
esophagitis	食道炎	-it is【炎症】
esophagoscopy	食道鏡検査（法）	-scopy【検査法】

150 ★★ -escence し始めること、光り始めること
[ésns]

ラテン語の接辞 *escentia*（し始めること）
＜ 英語　state of becoming ＞

fluorescence ＝ fluor- ＋ -escence
蛍光　　　　　　　フッ素　　光り始めること

adolescence	青年期	adol（ラテン語 *adultus*：成人）
alkalescence	弱アルカリ性〔化〕	alkal-【アルカリ】
convalescence	回復期	conval（ラテン語 *convalesco*：強くなる）
phosphorescence	リン光	phosphor-【リン】

注　釈

-escence の形容詞形は -escent となります。

adolescence	→	adolescent
alkalescence	→	alkalescent
convalescence	→	convalescent
fluorescence	→	fluorescent
phosphorescence	→	phosphorescent

151 ★★ -esthesia 感覚、知覚
[esθíːʒə]

ギリシャ語 *aisthesis*（感覚）＋ *ia*（状態）
＜ 英語　sensation ＞

anesthesia ＝ an- ＋ -esthesia
麻酔　　　　　ない　　感覚

hyperesthesia	知覚過敏	hyper-【過剰】
hyp(o)esthesia	感覚[知覚]減退[低下]	hypo-【低下】
paresthesia	感覚[知覚]異常	para-【異常】
kinesthesia	筋(感)覚、運動感覚	kine-【運動】

注 釈

-esthesia の形容詞形は -esthetic となります。

anesthesia	→	anesthetic
hyperesthesia	→	hyperesthetic
hyp(o)esthesia	→	hypesthetic
paresthesia	→	paresthetic
kinesthesia	→	kinesthetic

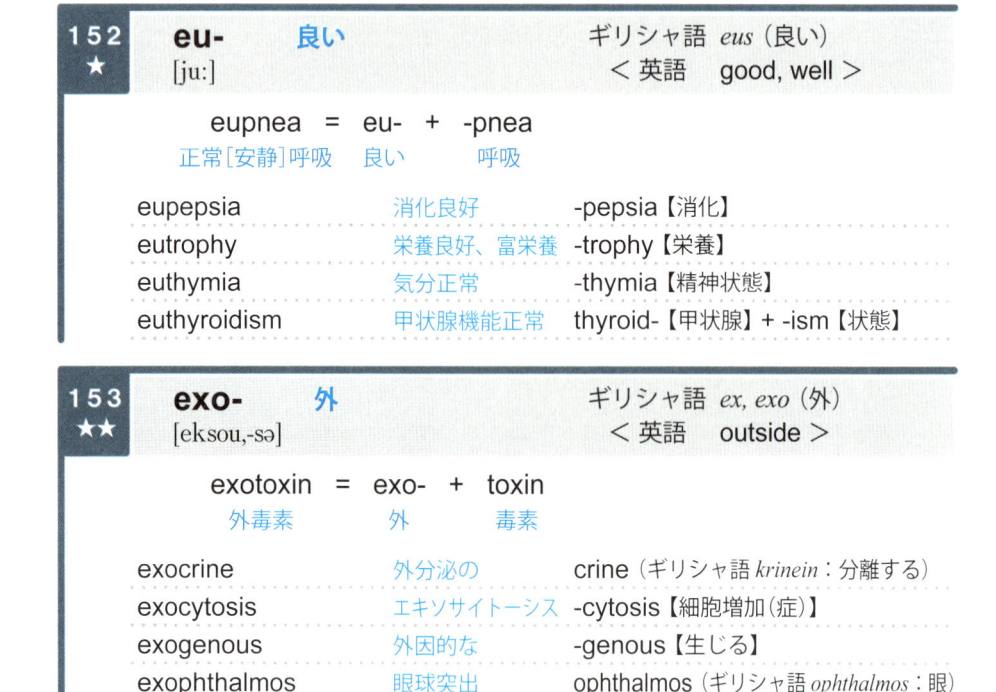

---

152 ★　eu-　良い　[juː]　　　ギリシャ語 *eus*（良い）　＜英語　good, well＞

eupnea ＝ eu- ＋ -pnea
正常[安静]呼吸　良い　　呼吸

eupepsia	消化良好	-pepsia【消化】
eutrophy	栄養良好、富栄養	-trophy【栄養】
euthymia	気分正常	-thymia【精神状態】
euthyroidism	甲状腺機能正常	thyroid-【甲状腺】＋ -ism【状態】

---

153 ★★　exo-　外　[éksou, -sə]　　　ギリシャ語 *ex, exo*（外）　＜英語　outside＞

exotoxin ＝ exo- ＋ toxin
外毒素　　　外　　毒素

exocrine	外分泌の	crine（ギリシャ語 *krinein*：分離する）
exocytosis	エキソサイトーシス	-cytosis【細胞増加（症）】
exogenous	外因的な	-genous【生じる】
exophthalmos	眼球突出	ophthalmos（ギリシャ語 *ophthalmos*：眼）

---

154 ★★　extra-, extro-　外　[ékstrə]　[ékstrou]　　　ラテン語 *extra*（外部）　＜英語　outside, beyond＞

extraordinary ＝ extra- ＋ ordinary
異常な　　　　　　外　　　普通の

extrasystole	期外収縮	systole（心収縮）
extrauterine	子宮外の	uterine（子宮の）
extracellular	細胞外の	cellular（細胞の）
extrospection	外観法	spection（観ること）

155 ★ faci(o)- 顔
[féiʃi(ou)] ラテン語 *facies*（顔）
＜英語 face＞

facioplegia =	facio- +	-plegia
顔面神経麻痺	顔	麻痺
faciolingual	顔舌の	lingual（舌の）
facioplasty	顔面形成(術)	-plasty【形成(術)】
facial	顔の	-al〔形容詞語尾〕

156 ★ fasci(o)- 筋膜
[fæsi(ou,ɑ)] ラテン語 *fascia*（バンド、ひも）
＜英語 fascia＞

fascitis =	fasci- +	-it is
筋膜炎	筋膜	炎症
fascial	筋膜の	-al〔形容詞語尾〕
fasciectomy	筋膜切除(術)	-ectomy【切除(術)】
fasciorrhaphy	筋膜縫合(術)	-rrhaphy【外科的縫合】
fasciotomy	筋膜切開(術)	-tomy【切開(術)】

157 ★ febri-, -febrile 熱
[fébri,fíː-][fébril,fí-,-rail] ラテン語 *febris*（熱）
＜英語 fever＞

antefebrile =	ante- +	-febrile
発熱前の	前	熱
febricula	微熱	cula（ラテン語 *cula*：小さい）
febrifuge	解熱薬	fuge（ラテン語 *fugare*：追い払う）
postfebrile	発熱後の	post-【後】

158 ★ ferri- (第二) 鉄 ferro- (第一) 鉄
[férai,-ri] [férou,-rə] ラテン語 *ferrum*（鉄）
＜英語 iron＞

ferroprotein =	ferro- +	protein
鉄タンパク	鉄	タンパク質
ferric, ferrous	鉄の	-ic, -ous〔形容詞語尾〕
ferrite	フェライト	-ite【化合物】
ferromanganese	マンガン鉄	manganese（マンガン）
ferrotherapy	鉄剤療法	-therapy【治療】

159 ★★ fet(o)- 胎児
[fíːt(ou,ə)]

ラテン語 *fetus*（子を産むこと）
＜英語 fetus＞

fetoscopy	=	feto-	+	-scopy
胎児鏡検査		胎児		検査法

fetal	胎児の	-al〔形容詞語尾〕
feticide	人工流産、堕胎	-cide【殺すもの(人)】
fetopathy	胎児病	-pathy【病気】
fetoprotein	フェトプロテイン[胎児タンパク]	protein（タンパク質）

160 ★★ fibr(o)- 線維
[fáibr(ou,ə), fíb-]

ラテン語 *fibra*（線維）
＜英語 fiber＞

fibroblast	=	fibro-	+	-blast
線維芽細胞		線維		芽

fibrin	線維素、フィブリン	-in【(化学)物質】
fibroma	線維腫	-oma【腫瘍】
fibrosis	線維症	-osis【病態】
fibrous	線維性の	-ous〔形容詞語尾〕

161 ★★ fibrin(o)- 線維素
[fáibrən(ou,ə)]

ラテン語 *fibra*（線維）
＜英語 fibrin＞

fibrinogen	=	fibrino-	+	-gen
フィブリノゲン		線維素		生成物

fibrinogenesis	線維素形成	-genesis【形成】
fibrinoid	フィブリン様の、フィブリノイド	-oid【類似】
fibrinolysis	フィブリン溶解	-lysis【溶解】
fibrinous	線維素(性)の	-ous〔形容詞語尾〕

162 ★ flav(o)- 黄色
[fléivou, flǽ-]

ラテン語 *flavus*（黄色）
＜英語 yellow＞

flavin	=	flav-	+	-in
フラビン		黄色		物質

flavobacterium	フラボバクテリウム	bacterium（細菌）
flavoenzyme	フラボ酵素	enzyme（酵素）
flavoprotein	フラボプロテイン	protein（タンパク質）

163 ★★ fluor(o)- フッ素、蛍光
[flɔ́:r(ou,ə)]

ラテン語 *fluor*（流れ）
＜英語 fluorine, fluorescence ＞

spectrofluorometer = spectro- + fluoro- + -meter
分光蛍光計　　　　　　　分光　　　蛍光　　　計器

fluorescence	蛍光	-escence【光り始めること】
fluorine	フッ素	-ine【（化学）物質】
fluoroscopy	(X線蛍光)透視検査(法)	-scopy【検査法】
fluorosis	フッ素中毒[沈着](症)	-osis【病態】

コラム　フッ素とホタル石

古くからフッ素（fluorine）の化合物であるホタル石（fluorite, fluorspar）は、製鉄などにおいて物質を融解しやすくする融剤として用いられていました。Fluorine はラテン語 *fluor*（流れ）に由来しますが、これはホタル石を精錬すると簡単に溶けて流れてしまうことから命名されました。フッ素は 17 世紀頃からその存在は知られていましたが、反応性が高く、フッ素そのものを取り出す実験中に、化学者たちは中毒や爆発で大ケガをしたり、亡くなったりしました。1886 年フランスの化学者モアッサンが、ようやくその分離に成功し、その功績からノーベル賞を受賞しました。

164 ★ fore- 前
[fɔ:r]

古英語 *fore*（前に）
＜英語 before, front ＞

forearm = fore- + -arm
前腕　　　　前　　腕

forebrain	前脳	brain（脳）
forefinger	人差し指	finger（指）
foregut	前腸	gut（腸）
forehead	額	head（頭）

コラム　古英語(コエイゴ)とは？

接頭辞 fore- や mid- は、ギリシャ語・ラテン語由来ではなく、古英語由来です。英語は 5 世紀に始まり、現在に至りますが、英語の時代区分には次の 4 期があり、それぞれ時代ごとの呼び名があります：
古英語期　　　　450-1100：ゲルマン民族のイギリス移住、英語の始まり
中英語期　　　　1100-1500：ノルマン人による征服、フランス語の流入
近代英語期前期 1500-1700：ルネサンス、ギリシャ語・ラテン語の大量流入
　　　　　後期 1700-1900：イギリスの産業革命、アメリカの独立、英語圏の
　　　　　　　　　　　　　拡大
現代英語期　20 世紀以降～

165 ★★ -form 形
[fɔ́ːrm]

ラテン語 *formis*（形）
＜英語　form＞

uniform = uni- + -form
均一の　　1　　形

cerebriform	大脳様の	cerebr-【大脳】
cystiform	嚢胞状の	cyst-【嚢胞】
epileptiform	てんかん様の	epilepsy（てんかん）
multiform	多様の、多形の	multi-【多い】

166 ★ fructo- 果糖、果物
[frúktou]

ラテン語 *fructus*（果物）
＜英語　fruit＞

fructose = fructo- + -ose
フルクトース［果糖］　果物　　糖

fructokinase	フルクトキナーゼ	kinase（キナーゼ）
fructosemia	果糖血（症）	-emia【血液の状態】
fructosuria	果糖尿（症）	-uria【尿の状態】

167 ★★ galact(o)- 乳汁
[gəlǽkt(ou,ə)]

ギリシャ語 *gala*（乳）
＜英語　milk＞

agalactia = a- + galact- + -ia
アガラクシア［乳汁分泌欠如］　ない　乳汁　病態

galactic	（催）乳の	-ic〔形容詞語尾〕
galactose	ガラクトース［乳糖］	-ose【糖】
galactosemia	ガラクトース血（症）	-emia【血液の状態】
galactosuria	ガラクトース尿（症）	-uria【尿の状態】

168 ★★ gangli(o)- 神経節
[gǽŋgli(ou,ə)]

ギリシャ語 *ganglion*（腫れ、こぶ）
＜英語　ganglion＞

gangliocyte = ganglio- + -cyte
神経節細胞　　神経節　　細胞

ganglionectomy	神経節切除（術）	-ectomy【切除（術）】
ganglial, ganglionic	神経節の	-al, -ic〔形容詞語尾〕
gangliolysis	神経節溶解	-lysis【溶解】
ganglioneuroma	（神経）節神経腫	neur-【神経】 + -oma【腫瘍】

169 ★★★ gastr(o)- 胃、腹
[gǽstr(ou,ə)]
ギリシャ語 gaster（胃）
＜英語　stomach＞

gastrectomy = gastr- + -ectomy
胃切除（術）　　　胃　　　切除（術）

gastric	胃の	-ic〔形容詞語尾〕
gastrin	ガストリン	-in【物質】
gastroenteritis	胃腸炎	enter-【腸】+ -it is【炎症】
gastrointestinal	胃腸の	intestinal（腸の）

コラム　口と胃

英語で「胃」は stomach です。この stomach はギリシャ語 *stoma*（口）と同根の *stomachos*（穴）に由来します。これがラテン語に入って *stomachus*（食道、胃）となり、さらに中英語で *stomak* となって「胃」を表すようになりました。現代では stomach は「胃」や「腹部」を意味します。

170 ★★★ -gen 生成物
[dʒen]
ギリシャ語 genes（生まれた）
＜英語　product＞

pathogen = patho- + -gen
病原体　　　病気　　　生成物

antigen	抗原	anti-【抗】
carcinogen	発癌性物質	carcino-【癌】
glycogen	グリコーゲン	glyco-【糖】
hydrogen	水素	hydro-【水】

171 ★★★ -genesis 発生、生成、形成
[dʒénəsis]
ギリシャ語 genesis（発生、起源）
＜英語　genesis＞

oncogenesis = onco- + -genesis
腫瘍形成　　　腫瘍　　　形成

agenesis	無発育	a-【ない】
carcinogenesis	発癌（現象）	carcino-【癌】
lipogenesis	脂質生成	lipo-【脂肪】
pathogenesis	病因、病原	patho-【病気】

172 ★★★ -genic, -genous　生じる　ギリシャ語 *genes*（生まれた）
[dʒénik]　[dʒənəs]　　　　　　< 英語　producing >

hematogenic, hematogenous	=	hemato-	+	-genic, -genous
血行性の		血液		生じる

endogenic, endogenous	内因性の	endo-【内】
exogenic, exogenous	外因性の	exo-【外】
iatrogenic	医原性の	iatro-【医療】
myelogenic, myelogenous	骨髄(性)の	myelo-【骨髄】

173 ★ ger(o)-, geront(o)-　老人、老年期　ギリシャ語 *geron*（老人）、*geras*（老年）
[dʒér(ou,ə)]　[dʒeránt(ou,ə),-rɔ́n-]　　　< 英語　old person, old age >

geroderma	=	gero-	+	-derma
老年性皮膚		老人		皮膚

geriatrics	老年医学	-iatrics【医療】
geromarasmus	老衰	marasmus（ギリシャ語 *marasmos*：衰弱）
gerontal	老年性の	-al〔形容詞語尾〕
gerontology	老年医学	-logy【学問】

174 ★★ -geusia, -geustia　味の状態　ギリシャ語 *geuesthai*（味わう）+ *ia*（状態）
[gjú:ziə,-siə]　[gjústi:ə]　　　< 英語　taste >

ageusia, -ageustia	=	a-	+	-geusia, -geustia
無味覚(症)		ない		味の状態

dysgeusia	味覚異常	dys-【異常】
glycogeusia	自覚的甘味症	glyco-【糖】
hypogeusia	味覚鈍麻[減退]	hypo-【低下】
parageusia	味覚錯誤	para-【異常】

175 ★ gigant(o)-　巨大　ギリシャ語 *gigas*（巨人）
[dʒaigǽnt(ou,ə)]　　　< 英語　giant >

gigantism	=	gigant-	+	-ism
巨人症		巨大		(病的)状態

gigantic	巨大な	-ic〔形容詞語尾〕
gigantomastia	巨大乳房	mast-【乳房】+ -ia【病態】

> **コラム** 巨人と台風

ギリシャ神話の天空の神ウラノスと大地の神ガイアの間にできた Gigas（巨人）は、英語 giant の語源となっています。巨人たち（巨人族）はいずれも奇怪な姿をし、代表的な巨人として、上半身は人間、下半身は蛇の姿で表された凶暴な怪物デュポンがあげられます。ちなみにデュポン（ギリシャ語 *typhon*）は「つむじ風」を意味し、typhoon（台風）の語源となっています。

---

176 ★★ gingiv(o)- 歯肉
[dʒindʒiv(ou,ə)]
ラテン語 *gingiva*（歯肉）
＜英語 gingiva＞

gingivostomatitis = gingivo- + stomat- + -it is
歯肉口内炎　　　　歯肉　　　口　　　炎症

gingival	歯肉の	-al〔形容詞語尾〕
gingivectomy	歯肉切除（術）	-ectomy【切除（術）】
gingivitis	歯肉炎	-it is【炎症】
gingivoplasty	歯肉形成（術）	-plasty【形成（術）】

177 ★ glio- （神経）膠
[gláiou]
ギリシャ語 *glia*（にかわ）
＜英語 glue＞

glioma = glio- + -oma
グリオーマ［神経膠腫］　神経膠　腫瘍

glioblastoma	膠芽腫（コウガシュ）	blast-【芽】+ -oma【腫瘍】
gliocyte	膠細胞	-cyte【細胞】
glioneuroma	神経膠神経腫	neur-【神経】+ -oma【腫瘍】
gliosis	神経膠症	-osis【病態】

178 ★★ glomerul(o)- 糸球体
[gloumerjul(ou,ə)]
ラテン語 *glomus*（球状の塊）
＜英語 glomerulus＞

glomerulonephritis = glomerulo- + nephr- + -it is
糸球体腎炎　　　　　糸球体　　　腎臓　　炎症

glomerular	糸球体性の	-ar〔形容詞語尾〕
glomerulopathy	糸球体症	-pathy【病気】
glomerulosclerosis	糸球体硬化症	-sclerosis【硬化症】

179 ★ gloss(o)- 舌
[glás(ou,ə), glós-]

ギリシャ語 *glossa*（舌）
＜ 英語　tongue ＞

glossitis	=	gloss-	+	-it is
舌炎		舌		炎症

glossalgia, glossodynia	舌痛	-algia, -odynia【痛み】
glossopathy	舌病、舌疾患	-pathy【病気】
glossoplegia	舌麻痺	-plegia【麻痺】
glossospasm	舌痙攣	-spasm【痙攣】

180 ★ glott(o)- 声門、言語
[glát(ou,ə), glɔ́-]

ギリシャ語 *glottis*（気管口）
＜ 英語　glottis ＞

glottitis	=	glott-	+	-it is
声門炎		声門		炎症

glottal, glottic	声門の	-al, -ic〔形容詞語尾〕
glottochronology	言語年代学	chrono-【時間】+ -logy【学問】
glottology	舌学	-logy【学問】

181 ★★ gluc(o)- ブドウ糖
[glú:k(ou,ə)]

ギリシャ語 *glykys*（甘い）
＜ 英語　glucose ＞

glucogenesis	=	gluco-	+	-genesis
糖生成[形成]		ブドウ糖		形成

glucokinase	グルコキナーゼ	kinase（キナーゼ）
glucokinetic	グルコース動員性の	-kinetic【運動】
glucose	ブドウ糖	-ose【糖】
glucosuria	糖尿	-uria【尿の状態】

182 ★★★ glyc(o)- 糖
[gláik(ou,ə)]

ギリシャ語 *glykys*（甘い）
＜ 英語　sugar ＞

glycogen	=	glyco-	+	-gen
グリコーゲン		糖		生成物

glycogenosis	糖原病	-gen【生成物】+ -osis【病態】
glycolipid	糖脂質	lipid（脂質）
glycoprotein	糖タンパク	protein（タンパク質）
glycosuria	糖尿	-uria【尿の状態】

183 ★ gnath(o)- 顎
[næθ(ou,ə)]
ギリシャ語 *gnathos*（顎）
< 英語　jaw >

gnathology	= gnatho-	+ -logy
ナソロジー	顎	学問

gnathic	顎の	-ic〔形容詞語尾〕
gnathitis	顎炎	-it is【炎症】
gnathoschisis	顎裂	-schisis【裂】
gnathostoma	顎口虫	stoma（ギリシャ語 *stoma*：口）

184 ★ gon- 膝
[gɑn, gɔn]
ギリシャ語 *gony*（膝）
< 英語　knee >

gonalgia	= gon-	+ -algia
膝痛	膝	痛み

gonarthritis	膝関節炎	arthr-【関節】+ -it is【炎症】
gonarthrotomy	膝関節切開（術）	arthro-【関節】+ -tomy【切開（術）】

185 ★ gon(o)- 種、精液
[gɑn(ou,ə), gɔ-]
ギリシャ語 *gonos*（種）
< 英語　semen, sperm >

gonecyst	= gon-	+ -cyst
精嚢	種	嚢

gonocele	精液瘤	-cele【腫れ】
gonocide	殺精子剤	-cide【殺すもの】
gonococcus	淋菌	-coccus【球菌】
gonorrhea	淋病	-rrhea【漏出】

コラム　旧約聖書と淋病

　淋病（gonorrhea）は、旧約聖書にも記載されている最も古い性病の一つです。2世紀頃、淋病にみられる特徴的な膿は、精液が漏れ出たものだと人々が考えていました。ここからこの性病は、ギリシャ語 *gonos*（種）+ *rhoia*（流れ）から、*gonorrhea* と名づけられました。1873年ドイツの医学者ナイセル（A. Neisser）が、淋病を引き起こす病原菌である淋菌を発見したことから、彼の名前にちなんで淋菌の学名は *Neisseria Gonorrhoeae* となりました。

186 ★ gonad(o)- 性腺
[góunæd(ou,ə)]
ギリシャ語 *gonos*（種）
＜英語 gonad＞

gonadectomy = gonad- + -ectomy
性腺切除（術）　　性腺　　切除（術）

gonadal	性腺の	-al〔形容詞語尾〕
gonadopathy	生殖腺病、性腺異常	-pathy【病気】
gonadotropic	ゴナドトロピンの、性腺刺激性の	-tropic【向性の】
gonaduct	精管、卵管	duct（管）

187 ★★★ -gram 記録図　-graph 記録器　-graphy 記述法
[grǽm]　　[grǽf]　　[grǽfi:]
ギリシャ語 *graphein*（書く）
＜英語 drawing, writing＞

electrocardiogram = electro- + cardio- + -gram
心電図　　　　　　　電気　　　心臓　　　記録図

-gram	-graph	-graphy
electrocardiogram 心電図	electrocardiograph 心電計	electrocardiography 心電図記録法
electroencephalogram 脳波	electroencephalograph 脳波計	electroencephalography 脳波検査法
electromyogram 筋電図	electromyograph 筋電計	electromyography 筋電図検査法
phlebogram 静脈波、静脈図	phlebograph 静脈波計	phlebography 静脈造影法
radiogram roentgenogram X線写真	radiograph roentgenograph X線写真	radiography roentgenography X線撮影法

注　釈

-graphy の形容詞形は -graphic となります。

electrocardiography	→	electrocardiographic
electroencephalography	→	electroencephalographic
electromyography	→	electromyographic
phlebography	→	phlebographic
radiography	→	radiographic

188 ★★★ granul(o)- 顆粒
[grǽnjul(ou,ə)]

ラテン語 *granulum*（顆粒）
＜英語　granule＞

granulocyte	=	granulo-	+	-cyte
顆粒球		顆粒		細胞

granular	顆粒の	-ar〔形容詞語尾〕
granulo(cyto)penia	顆粒球減少（症）	-penia【減少（症）】
granulocytosis	顆粒球増加（症）	-cytosis【細胞増加（症）】
granuloma	肉芽腫	-oma【腫瘍】

189 ★★★ gyne-, gyneco- 女性
[gáini] [gáinikou]

ギリシャ語 *gyne*（婦人）
＜英語　female, woman＞

gynecomastia	=	gyneco-	+	mast-	+	-ia
女性化乳房		女性		乳房		状態

gynecoid	女性様の	-oid【類似】
gynecology	婦人科学	-logy【学問】
gynecopathy	女性特有疾患	-pathy【病気】
gynephobia	女性恐怖（症）	-phobia【恐怖（症）】

190 ★ helico- らせん
[hélik(ou,ə)]

ギリシャ語 *helix*（らせん）
＜英語　helix＞

helicoid	=	helico-	+	-oid
らせん状		らせん		形

Helicobacter	ヘリコバクター属	bacter（ギリシャ語 *baktron*：細菌、桿菌）
helicopodia	環状脚歩行	pod-【足】+ -ia【状態】
helicotrema	蝸牛孔	trema（ギリシャ語 *trema*：穴）

191 ★ helio- 日光、太陽
[hí:liou,-liə]

ギリシャ語 *helios*（太陽）
＜英語　sun＞

heliopathy	=	helio-	+	-pathy
日光性障害		日光		病気

heliophobia	日光恐怖症	-phobia【恐怖（症）】
heliosis	日射病	-osis【病態】
heliotaxis	走日性、向日性	-taxis【走性】

コラム　ヘリウムの由来

1868年、イギリスのフランクランドらは、太陽光スペクトルの黄色の輝線中に未知の元素があることに気づきました。当時、この新元素は金属であると考えられていました。このことから彼らは、ギリシャ神話の太陽神 Helios（ヘリオス）に、金属を表す接辞 -ium（232 -ium 参照）をつけ、この新元素を helium（ヘリウム）と名づけました。

---

192 ★★★ hemat(o)-, hemo-　血液
[híːmət(ou,ə)]　[híːm(ou,ə)]
ギリシャ語 *haima*（血液）
＜英語　blood＞

hemophilia ＝ hemo- ＋ -philia
血友病　　　　血液　　　〜を好む病気

hematuria	血尿	-uria【尿の状態】
hemoglobin	ヘモグロビン	globin（ラテン語 *globus*：球）
hemolysis	溶血	-lysis【溶解】
hemorrhage	出血	-rrhage【過剰漏出】

193 ★★ hemi-　半分
[hémi]
ギリシャ語 *hemi*（半分）
＜英語　half＞

hemiplegia ＝ hemi- ＋ -plegia
片麻痺　　　　半分　　　麻痺

hemiatrophy	片側萎縮	a-【ない】＋ -trophy【栄養】
hemicrania	片頭痛	crania（ギリシャ語 *kranion*：頭蓋骨）
hemisphere	半球	-sphere【球】
hemivertebra	半椎	vertebra（椎骨）

194 ★★★ hepat(o)-　肝臓
[hépət(ou,ə)]
ギリシャ語 *hepar*（肝臓）
＜英語　liver＞

hepatitis ＝ hepat- ＋ -it is
肝炎　　　　肝臓　　　炎症

hepatic	肝(臓)の	-ic〔形容詞語尾〕
hepatocyte	肝細胞	-cyte【細胞】
hepatoma	肝(細胞)癌	-oma【腫瘍】
hepatomegaly	肝腫大	-megaly【腫大】

> **コラム**　Liver の形容詞形

「肝臓」を表す英語は、古英語 *lifer* に由来する liver ですが、その形容詞形は、ギリシャ語 *hepar* に由来する hepatic です。古くは心臓と同様、肝臓に感情や欲望が宿り、生命の源と考えられていたことから、lily-livered（臆病な）、white-livered（臆病な、青ざめた）、black-livered（腹黒い）、chicken-livered（臆病な、気の弱い）のように複合語として人の気質を表したり、liverish（気むずかしい）など liver をもとにした形容詞が存在します。

---

195 ★ herni(o)-　ヘルニア
[hérni(ou,ə)]

ラテン語 *hernia*（破裂）　< 英語 hernia >

herniorrhaphy = hernio- + -rrhaphy
ヘルニア縫縮（術）　ヘルニア　外科的縫合

hernial	ヘルニアの	-al〔形容詞語尾〕
herniation	ヘルニア形成	-ation（名詞語尾）
hernioid	ヘルニア様の	-oid【形】
herniotomy	ヘルニア切開（術）	-tomy【切開（術）】

---

196 ★★★ hetero-　異種
[hétərou]

ギリシャ語 *heteros*（他の）　< 英語 other >

heteroplasia = hetero- + -plasia
異形成　異種　形成

heterograft	異種移植片	graft（移植片）
heterolysis	異種溶解	-lysis【溶解】
heterophil(e)	異種親和（性）の	-phile【愛する】
heterosexual	異性愛の	sexual（性の）

---

197 ★ hidr(o)-　汗（腺）
[háidr(ou,ə)]

ギリシャ語 *hidros*（汗）　< 英語 sweat >

hidropoiesis = hidro- + -poiesis
発汗　汗　形成

hidradenitis	汗腺炎	aden-【腺】+ -itis【炎症】
hidrocystoma	汗腺嚢腫	cyst-【嚢】+ -oma【腫瘍】
hidrosis	多汗症	-osis【病態】
hidrotic	発汗性の、多汗（症）の	-ic〔形容詞語尾〕

198 ★ hist(o)-, histio- 組織
[híst(ou,ə)] [hístiou,-tiə]
ギリシャ語 *histion*（織物）
＜英語　tissue＞

histology	=	histo-	+ -logy
組織学		組織	学問

histiocytoma	組織球腫	cyto-【細胞】+ -oma【腫瘍】
histiocytosis	組織球増殖（症）	-cytosis【細胞増加（症）】
histoid	組織様の	-oid【類似】
histochemistry	組織化学	chemistry（化学）

199 ★ holo- 全体
[hálou, hɔ́l-]
ギリシャ語 *holos*（全体、完全）
＜英語　whole, complete＞

hologastroschisis	=	holo-	+ gastro-	+ -schisis
完全腹裂		完全	腹	裂

holocrine	ホロクリンの	crine（ギリシャ語 *krinein*：分離する）
holodiastolic	汎拡張期の	diastolic（拡張期の）
holoenzyme	ホロ酵素	enzyme（酵素）
hologram	ホログラム	-gram【記録図】

200 ★★ homeo- 同種、類似
[hóumiou,-miə]
ギリシャ語 *homoios*（似ている）
＜英語　similar＞

homeopathy	=	homeo-	+ -pathy
ホメオパシー		同種	病気

homeosis	ホメオーシス[相同異質形成]	-osis【状態】
homeostasis	ホメオスタシス[恒常性]	-stasis【静止】
homeoplasia	同(質)形成、同組織新生	-plasia【形成】
homeotherapy	類似療法	-therapy【治療】

201 ★★★ homo- 同一
[hóumou]
ギリシャ語 *homos*（同じ）
＜英語　same＞

homosexuality	=	homo-	+ sexuality
同性愛		同一	性

homogenesis	ホモゲネシス[同種発生]	-genesis【発生】
homograft	同種移植片	graft（移植片）
homophobia	同性愛恐怖	-phobia【恐怖（症）】
homotonic	一様緊張の	-tonic【緊張の】

202 ★ hyal(o)- 硝子質、ガラス
[háiæl(ou,ə)] ギリシャ語 *hyalos*（ガラス）
＜英語 hyalin, glass＞

hyalitis = hyal- + -it is
硝子体炎　　硝子質　　炎症

hyalin	ヒアリン、硝子質	-in【(化学)物質】
hyalinosis	ヒアリン症	-osis【病態】
hyaloplasm	硝子形質	-plasm【形成されたもの】
hyalosis	硝子体症	-osis【病態】

203 ★★★ hydr(o)- 水、水素
[háidr(ou,ə)] ギリシャ語 *hydor*（水）
＜英語 water＞

hydrolysis = hydro- + -lysis
加水分解　　水　　分解

hydrocele	水瘤、水腫	-cele【腫れ】
hydrocephaly	水頭症	-cephaly【頭】
hydrogen	水素	-gen【生成物】
hydronephrosis	水腎症	nephro-【腎臓】+ -osis【病態】

204 ★★★ hyper- 過剰、亢進、超えた
[háipər] ギリシャ語 *hyper*（超えた）
＜英語 over, excessive＞

hyperpnea = hyper- + -pnea
過呼吸　　過剰　　呼吸

hyperfunction	機能亢進	function（機能）
hyperglycemia	高血糖症	glyc-【糖】+ -emia【血液の状態】
hyperlip(id)emia	高脂血症	lip-【脂肪】+ -emia【血液の状態】
hypertension	高血圧	tension（緊張、圧力）

205 ★ hypn(o)- 睡眠、催眠
[hípn(ou,ə)] ギリシャ語 *hypnos*（睡眠）
＜英語 sleep＞

hypnagogue = hypn- + -agogue
催眠薬　　催眠　　促進物質

hypnalgia	夜間疼痛	-algia【痛み】
hypnosis	催眠(状態)	-osis【病態】
hypnotherapy	催眠療法	-therapy【治療】
hypnotic	催眠性の	-ic〔形容詞語尾〕

> **コラム** 眠りの神ヒュプノス

　ギリシャ神話の風の神アイオロスの娘アルキュオネ（Alcyone）は、夫が船旅に出て帰らぬ人となったことを知らず無事を祈り続けていました。これをかわいそうに思った眠りの神ヒュプノス（Hypnos）は、息子モルペウス（287 morph- 参照）に命じ、夢の中で夫の死を告げさせました。夫の死を知った彼女は嘆き悲しみ、海に身を投げました。愛し合う2人の悲劇を哀れに思った海の神ゼウスは、2人の亡骸を2羽のカワセミ（halcyon）に変えて再会させ、再び仲良く暮らせるようにしました。ちなみに halcyon は Alcyone を語源とし、「カワセミ」「冬至の頃、波風を鎮めるとさせる伝説上の鳥」を意味します。また睡眠導入剤ハルシオンは halcyon にちなんで命名されました。

206 ★★★ hypo- 　下、低下、欠乏
[háipou,-pə]　ギリシャ語 *hypo*（下の）
＜ 英語　under, below, deficient ＞

hypoglycemia ＝ hypo- ＋ glyc- ＋ -emia
低血糖（症）　　低下　　　糖　　血液の状態

hypofunction	機能低下	function（機能）
hypokinesis	運動低下	-kinesis【運動】
hypoplasia	発育[形成]不全	-plasia【形成】
hypotension	低血圧	tension（緊張、圧力）

207 ★★★ hyster(o)- 　子宮、ヒステリー
[hístər(ou,ə)]　ギリシャ語 *hystera*（子宮）
＜ 英語　hysteria, uterus, womb ＞

hysterosalpingogram ＝ hystero- ＋ salpingo- ＋ -gram
子宮卵管造影（図）　　　子宮　　　卵管　　　記録図

hysterectomy	子宮摘出（術）	-ectomy【切除（術）】
histerical, histeric	ヒステリー(性)の	-ical, -ic〔形容詞語尾〕
hysteroscope	ヒステロスコープ[子宮鏡]	-scope【検査法】
hysterotomy	子宮切開（術）	-tomy【切開（術）】

> **コラム** ヒステリーと子宮

　ヒステリー（hysteria）は「子宮」を意味するギリシャ語 *hystera* に由来し、古代ギリシャでは「体内で子宮が動き回る婦人病」といわれていました。2世紀にギリシャ医学の集大成を行った医学者ガレノス（AD131-200）は、ヒステリーの病態を「子宮の充血が原因で、局所的に窒息が生じる病」と考え、それ以降ヒステリーは女性特有の疾患で、子宮に原因があると長く誤って信じられてきました。そのため、中世ヨーロッパでは多くのヒステリー患者は、魔女として火刑に処せられたといわれています。現在では、ヒステリーは機能障害としてとらえられ、精神医学ではヒステリーという用語は通常使われなくなっています。

208 ★★ -ia　病態、状態
[iə]　　ギリシャ語の「病態、状態」を表す接尾辞 *ia*
〈英語　clinical condition〉

arrhythmia = a- + rhythm + -ia
不整脈　　　ない　　リズム　　病態

diphtheria	ジフテリア	diphther（ギリシャ語 *diphthera*：皮）
hysteria	ヒステリー（症）	hyster-【子宮】
oligogalactia	乳汁分泌過少（症）	oligo-【少量】+ galact-【乳汁】
pneumonia	肺炎	pneumo-【肺】

209 ★★ -iasis　病態
[áiəsis]　　ギリシャ語の「特徴のある病気」を表す接尾辞 *iasis*
〈英語　clinical condition〉

candidiasis = candida + -iasis
カンジダ症　　カンジダ　　病態

filariasis	フィラリア症	filaria（フィラリア）
nephrolithiasis	腎結石（症）	nephro-【腎臓】+ lith-【結石】
taeniasis	条虫症	taenia（サナダムシ）
trichomoniasis	トリコモナス症	trichomonas（トリコモナス）

210 ★ iatr(o)-　医療
[aiǽtr(ou,ə)]　　ギリシャ語 *iatros*（医師）
〈英語　medical care〉

iatrogenic = iatro- + -genic
医原性の　　医療　　生じる

iatrogenesis	医原性	-genesis【発生】
iatrophysics	物理療法、物療医学	physics（物理）

211 ★ -iatrics, -iatry　医療
[iǽtriks]　[iǽtri, áiətri]　　ギリシャ語 *iatros*（医師）
〈英語　medical care〉

geriatrics = ger- + -iatrics
老人医学　　老人　　医療

pediatrics	小児科（学）	ped-【小児】
podiatry	足病学	pod-【足】
psychiatry	精神医学	psych-【精神】

212 ★★ -ics　〜学、学問
[iks]　英語の形容詞語尾 -ic + 複数形 -s
< 英語　study >

kinetics　=　kinet-　+　-ics
運動力学　　　運動　　　学問

economics	経済学	econom（ギリシャ語 *oikonomia*：家政）
electronics	エレクトロニクス〔電子工学〕	electron（電子）
orthopedics	整形外科	ortho-【まっすぐな】+ ped-【小児】
physics	物理学	physic（ギリシャ語 *physis*：自然）

注　釈
　ギリシャ語 *-ika*、ラテン語 *-ica* に由来する -ic は、17世紀頃から英語の中で複数形を表す -s を付け -ics の形で「学問」を表すようになりました。ただし、-ics は一つの学問に関する一群の知識、原理、事物などを表す単数名詞を作ります。

213 ★ icter(o)-　黄疸
[ikter(ou,ə)]　ギリシャ語 *ikteros*（黄疸）
< 英語　icterus, jaundice >

icteroid　=　icter-　+　-oid
黄疸様の　　　黄疸　　　類似

icteric	黄疸の	-ic〔形容詞語尾〕
icteroanemia	黄疸性貧血	an-【ない】+ -emia【血液の状態】
icterohematuria	黄疸性血尿	hemat-【血液】+ -uria【尿の状態】
icterohepatitis	黄疸性肝炎	hepat-【肝臓】+ -it is【炎症】

214 ★★ -ide　〜化物、化合物
[aid,id]

英語 oxide（酸化物）から抽出
＜英語　-ide＞

chloride ＝ chlor- ＋ -ide
塩化物　　　塩素　　　〜化物

日本語	英語	〜化物	
水素	hydrogen	hydride	水素化物
炭素	carbon	carbide	炭化物
窒素	nitrogen	nitride	窒化物
フッ素	fluorine	fluoride	フッ化物
リン	phosphorus	phosphide	リン化物
硫黄	sulfur	sulfide	硫化物
臭素	bromine	bromide	臭化物
ヨウ素	iodine	iodide	ヨウ化物
シアン	cyanogen	cyanide	シアン化物

注釈
　-ide は電気的に陰性のものや非金属、特にフッ素やヨウ素などのハロゲン（halogen）について「〜化物」を表します。

215 ★★ idio-　特異的
[ídiou]

ギリシャ語 *idios*（自分自身の）
＜英語　one's own, distinct＞

idiopathy ＝ idio- ＋ -pathy
特発性疾患　　特異的　　病気

idiosyncrasy	特異体質	syncrasy（ギリシャ語 *synkrasis*：混合）
idiotrophic	栄養選択性の	-trophic【栄養】
idiotropic	自己志向性の、内省型の	-tropic【向性の】
idiotype	イディオタイプ	type（タイプ）

216 ★ ile(o)-　回腸
[íli(ou,ə)]

ラテン語 *ilia*（鼠径部）
＜英語　ileum＞

ileitis ＝ ile- ＋ -it is
回腸炎　　回腸　　炎症

ileal	回腸の	-al〔形容詞語尾〕
ileocecal	回盲の	cecal（盲腸の）
ileocolic	回結腸の	colic（結腸の）
ileostomy	回腸造瘻（術）	-stomy【外科的開口部】

217 ★ ili(o)- 腸骨
[íli(ou,ə)]

ラテン語 *ilia*（鼠径部）
＜英語 ilium＞

iliocostal	=	ilio-	+	costal
腸肋の		腸骨		肋骨の

iliac	腸骨の	-ac〔形容詞語尾〕
iliolumbar	腸腰の	lumbar（腰の）
iliopelvic	腸骨盤の	pelvic（骨盤の）

コラム　イリアムとイリアス

　英語 ileum（回腸）、ileus（腸閉塞）はいずれも、ギリシャ語 *eilein*（転がる、巻く）に由来します。*Eilein* はラテン語に入って 2 つの形、すなわち一つは *ilia*「鼠径部」から、さらに *ileum* に変化して「回腸」、もう一つは *ileus*「疝痛」に変化してさらに「イレウス、腸閉塞」を意味するようになりました。Ileum と同じ発音の英単語に ilium（腸骨）がありますが、これも ileum と同根のラテン語 *ilia* から変化した ilium が「腸骨」を意味するようになったといわれています。

218 ★★★ immuno- 免疫
[ímjunou,-nə]

ラテン語 *immunis*（免れる）
＜英語 immunity＞

immunology	=	immuno-	+	-logy
免疫学		免疫		学問

immunoassay	イムノアッセイ〔免疫検定法〕	assay（検定）
immunodeficiency	免疫不全	deficiency（欠乏）
immunoglobulin	免疫グロブリン	globulin（グロブリン）
immunotherapy	免疫療法	-therapy【治療】

コラム　疫病から免れる

　かつて天然痘やペストなどの疫病で、多くの人が命を落としていましたが、一方では、疫病にかかっても症状が軽く済んで、二度とかからなかった人もいました。このように人類は昔から、一度疫病にかかると次はその病気にかかりにくくなることを経験的に知っていました。この二度目に疫病にかからないということを「疫病から免れる」すなわち「免疫（immunity）」といいますが、これは、兵役や納税などの義務を免除されるという意味を表すラテン語 *immunis* に由来し、19 世紀にできた語です。

219 ★★★ -in （化学）物質　ラテン語接尾辞 *ina*
[in] ＜英語 -in＞

pancreatin ＝ pancreat- ＋ -in
パンクレアチン　膵臓　物質

albumin	アルブミン	album（ラテン語 *albumen*：卵白）
gastrin	ガストリン	gastr-【胃】
glycerin	グリセリン	glycer（ギリシャ語 *glykys*：甘い）
insulin	インスリン	insul（ラテン語 *insula*：島）

コラム　ペニシリンと鉛筆

ペニシリン（penicillin）は、アオカビ（penicillium）から抽出されたことから、penicill（ium）＋ -in からできています。このアオカビは形が絵筆に似ていたことから、ラテン語 *penicillus*（絵筆）から penicillium と名づけられたといわれています。ちなみに pencil の語源もラテン語 *penicillus* で、中期フランス語で *pincel* となり、その後英語に入り pencel から pencil になりました。

220 ★★ -ine （化学）物質　ラテン語接尾辞 *ina*
[iːn, ain] ＜英語 -ine＞

quinine ＝ quin ＋ -ine
キニーネ　キナ皮（スペイン語 *quina*）　物質

astatine	アスタチン	astat（ギリシャ語 *astatos*：不安定な）
bromine	臭素	brom（ギリシャ語 *bromos*：悪臭）
chlorine	塩素	chlor（ギリシャ語 *chloros*：薄緑）
fluorine	フッ素	fluor（ラテン語 *fluor*：流れ）
iodine	ヨウ素	iod（ギリシャ語 *ioeides*：スミレ色）

注釈

-ine は化学物質、特にハロゲン、塩基性物質の名称に用いられています。ハロゲンとは、元素周期表において第 17 族に属する元素の総称のことをいい、上記のアスタチン、臭素、塩素、フッ素、ヨウ素はすべてハロゲンです。

221 ★ infra- 下方

[ínfrə]

ラテン語 *infra*（下方）
＜英語 below＞

infrared ＝ infra- ＋ red
赤外線の　　下方　　赤色

infracerebral	大脳下の	cerebral（大脳の）
inframammary	乳腺下の	mammary（乳房の）
infraorbital	眼窩下	orbital（眼窩の）

222 ★★ insulin(o)- インスリン

[ínsəlin(ou)]

ラテン語 *insula*（島）＋ -in【物質】
＜英語 insulin＞

insulinoma ＝ insulin- ＋ -oma
インスリノーマ　インスリン　腫瘍

insulinemia	インスリン血症	-emia【血液の状態】
insulinogenesis	インスリン生成	-genesis【発生】
insulinotropic	インスリン分泌促進の	-tropic【向性の】

コラム　インスリンと島

　糖尿病は多尿が特徴なので、長い間、腎臓が原因と考えられていたため、膵臓がどのような働きをしているか不明でした。インスリン（insulin）の発見は1869年、ドイツの病理学者ランゲルハンス（P. Langerhans）が、膵臓に特別な構造をした細胞を発見したことに始まります。その後、膵臓と糖尿病の関係、さらに糖尿病と関連のある物質を抽出するための研究が欧米で続けられ、1921年初めてインスリンが抽出されました。血糖値を下げるこのホルモンは、膵臓のランゲルハンス島（islet of Langerhans）から分泌されることから、島（ラテン語 *insula*）の物質（-in）、insulinと命名されました。ちなみに血糖値を上げるホルモンであるグルカゴン（glucagon）は、ギリシャ語 *glykys*（甘い）＋ *ago*（導く）から作られました。

223 ★★★ inter- 間、相互

[íntər]

ラテン語 *inter*（間に）
＜英語 between＞

interaction ＝ inter- ＋ action
相互作用　　　相互　　作用

intercellular	細胞間の	cellular（細胞の）
intercostal	肋間の	costal（肋骨の）
intermediate	中間の	mediate（仲介の）
interphase	間期	phase（期）

224 ★★★ intra- 内
[íntrə]

ラテン語 *intra*（内）
＜英語　within＞

intravenous	=	intra-	+ venous
静脈内の		内	静脈の
intracellular	細胞内の		cellular（細胞の）
intramuscular	筋肉内の		muscular（筋肉の）
intrathoracic	胸腔内の		thoracic（胸郭の）
intragastric	胃内の		gastric（胃の）

注　釈

　Intra- の仲間に intro- があります。それぞれラテン語の *intra, intro* に由来し、inside の意味で用いられますが、厳密に言えば、intra- は "within"、intro- は "into" を意味します。Intro- のついた語はラテン語の借用語にみられますが、intra- は上に示したように「内」の意味で、現在でも造語能力の高い接頭辞として用いられています。

intro- の例

introduce	紹介する	＜	ラテン語 *intro* + *ducere*	導く
intromit	入れる	＜	ラテン語 *intro* + *mittere*	送る
introspect	内省する	＜	ラテン語 *intro* + *specere*	見る

225 ★ iod(o)- ヨウ素、ヨード
[aioud(ou,ə)]

ギリシャ語 *ioeides*（スミレ色の）
＜英語　iodine＞

iodometry	=	iodo-	+ -metry
ヨウ素滴定		ヨウ素	測定法
iodine	ヨウ素		-ine【(化学)物質】
iodism	ヨード中毒		-ism【病態】
iodoform	ヨードホルム		-form【形】
iodophilia	ヨード親和性		-philia【～を好む傾向】

226 ★ irid(o)- 虹彩
[írid(ou,ə)]

ギリシャ語 *iris*（虹）
＜英語　iris＞

iridectomy	=	irid-	+ -ectomy
虹彩切除(術)		虹彩	切除(術)
iridocyclitis	虹彩毛様体炎		cycl-【毛様体】+ -it is【炎症】
iridoplegia	虹彩(括約筋)麻痺		-plegia【麻痺】
iridoptosis	虹彩脱(出)		-ptosis【下垂】
iridotomy	虹彩切開(術)		-tomy【切開(術)】

> **コラム**　多彩な意味をもつ iris

ギリシャ神話の虹の神 Iris（イリス）は、女神ヘラに仕え、空に虹をかけて道とし、メッセンジャーガールとして神々に伝令を伝えていました。そのイリスが地上に降りて姿を変えたのが、虹を思わせるような色鮮やかなアヤメやハナショウブなどのアイリス（iris：アヤメ属）といわれています。医学の世界では、色素細胞に富み、虹のようにいろいろな色をみせることから瞳孔の周りの組織を iris（虹彩）と呼ぶようになりました。また 1804 年、イギリスの化学者テナントは、塩酸中で溶解すると虹のように色が変わるプラチナに似た白金属元素を見つけ、虹の神 Iris に金属元素を表す -ium をつけ iridium（イリジウム）と名づけました。

---

227 ★　ischi(o)-　坐骨
[íski(ou,ə)]　　ギリシャ語 *ischion*（股関節）
＜英語　hip joint, ischium ＞

ischialgia, ischiodynia ＝ ischio- ＋ -algia, -odynia
坐骨神経痛　　　　　　　坐骨　　　　　痛み

ischial, ischiatic	坐骨の	-al, -tic〔形容詞語尾〕
ischiocele	坐骨ヘルニア	-cele（ヘルニア）
ischionitis	坐骨突起炎	-it is【炎症】
ischiopagus	坐骨結合体	-pagus【結合体】

228 ★★　-ism　（病的）状態、主義
[izm]　　ギリシャ語の接尾辞 *isma*
＜英語　-ism ＞

alcoholism ＝ alcohol ＋ -ism
アルコール中毒　アルコール　（病的）状態

embolism	塞栓症	embol（ギリシャ語 *embolos*：栓）
hyperthyroidism	甲状腺機能亢進（症）	hyper-【亢進】＋ thyroid【甲状腺】
mechanism	メカニズム	mechan（ギリシャ語 *mechane*：機械）
narcotism	麻薬中毒、麻薬性昏迷	narcotic（麻薬）

229 ★★　iso-　同等
[áisou]　　ギリシャ語 *isos*（同等）
＜英語　equal ＞

isolysis ＝ iso- ＋ -lysis
同種溶解（現象）　同等　溶解

isoantigen	同種抗原	antigen（抗原）
isomer	異性体	mer（ギリシャ語 *meros*：部分）
isomorphism	同形	morph-【形】＋ -ism【状態】
isotonia	等張	-tonia【緊張】

230 ★ -ite 化石、鉱石、爆薬、化合物、体の部分　ギリシャ語の接尾辞 *ites*
[ait]　　　　　　　　　　　　　　　　　　　　＜英語　-ite＞

	dendrite	=	dendr-	+	-ite
	樹状突起		木（ギリシャ語 *dendron*）		体の部分

ammonite	アンモナイト	ammon（エジプトの太陽神 Ammon）
bauxite	ボーキサイト	baux（フランスの地名 Les Baux）
dynamite	ダイナマイト	dynam（ギリシャ語 *dynamis*：力）

注 釈
-ite は -ous で終わる亜酸の塩を表し、元素または原子団の語幹につけます。

chlorous	亜塩素酸の	→	chlorite	亜塩素酸塩
nitrous	亜硝酸の	→	nitrite	亜硝酸塩
sulfurous	亜硫酸の	→	sulfite	亜硫酸塩
phosphorous	亜リン酸の	→	phosphite	亜リン酸塩
arsen(i)ous	亜ヒ酸の	→	arsenite	亜ヒ酸塩

231 ★★★ -itis 炎症、〜炎　ギリシャ語の「炎症による病気」を表す接尾辞 *ites*
[áitis]　　　　　　　　　　　　　　　　　　　　＜英語　inflammation＞

	bronchitis	=	bronch-	+	-it is
	気管支炎		気管支		炎症

arthritis	関節炎	arthr-【関節】
gastritis	胃炎	gastr-【胃】
hepatitis	肝炎	hepat-【肝臓】
rhinitis	鼻炎	rhin-【鼻】

232 ★★ -ium 金属元素名　ラテン語の接尾辞 *ium*
[iəm]　　　　　　　　　　　　　　　　　　　　＜英語　-ium＞

	lithium	=	lith-	+	-ium
	リチウム		石		金属元素名

barium	バリウム	bar（ギリシャ語 *barys*：重い）
calcium	カルシウム	calc（ラテン語 *calx*：石灰）
potassium	カリウム	potash（カリ）
sodium	ナトリウム	sod（ラテン語 *soda*：ソーダ）

コラム　神話と元素名

　Helium のように、ギリシャ神話中の神の名前に -ium をつけて元素名にしている例が他にも見られます。

① promethium（プロメチウム）：アメリカの化学者 3 名が、ウラン鉱に含まれる核分裂生成物から新元素を分離するのに成功しました。この新元素を、人間に火をもたらした神 Prometheus（プロメテウス）にちなんで promethium と命名しました。

② selenium（セレン）：テルル（ラテン語 *tellus*：地球）とよく似た性質をもち、周期表上テルルの一つ上に位置することから、月の女神セレネ（Selene）にちなんで selenium と名づけられました。

③ tantalum（タンタル）：この元素の分析が困難で、化学者エーケベリは大変じらされました。このことから、じらされる罰を科せられた神タンタロス（Tantalus）にちなみ、この元素をタンタル（tantalum）と命名しました。

④ niobium（ニオブ）：鉱物学者ローゼがタンタル石を分析中、タンタルと化学的に性質が似た未知の元素を発見しました。彼はタンタルの語源となった神タンタロス（Tantalus）から、その娘ニオベ（Niobe）の名をとって新元素を niobium と命名しました。

⑤ titanium(チタン)：化学者クラプロートは、鉱石の成分分析中、特異な性質をもつ未知の元素を発見しました。彼は、オリンポスの神々との戦いに敗れたティタン(Titan)神族が、地底に封じ込められたという話から、鉱石中に封じ込められていた元素という意味で titanium にしたといわれています。

---

233 ★★ jejun(o)-　空腸
[dʒidʒúːn(ou,ə)]　ラテン語 *jejunus*（からの）　＜英語　jejunum＞

jejunectomy ＝ jejun- ＋ -ectomy
空腸切除（術）　空腸　切除（術）

jejunal	空腸の	-al〔形容詞語尾〕
jejunitis	空腸炎	-it is【炎症】
jejunostomy	空腸造瘻（術）	-stomy【外科的開口部】
jejunotomy	空腸切開（術）	-tomy【切開（術）】

234 ★ juxta-　近接
[dʒʌ́kstə]　ラテン語 *juxta*（そばに、近い）　＜英語　beside, near＞

juxtaposition ＝ juxta- ＋ position
近位　近接　位置

juxtacrine	ジャクスタクリン	crine（ギリシャ語 *krinein*：分離する）
juxtaepiphyseal	骨端近接の	epiphyseal（骨端の）
juxtaglomerular	傍糸球体の	glomerular（糸球体の）
juxtaintestinal	傍腸管の	intestinal（腸の）

235 ★ kal(i)- カリウム
[kǽl(iou)]
アラビア語 *quali*（カリ）
< 英語　potassium >

kalemia = kal- + -emia
カリウム血(症)　カリウム　血液の状態

kal(i)uresis	カリウム尿(症)	-uresis【排尿】
kaliopenia	カリウム欠乏	-penia【欠乏】

236 ★ karyo- 核
[kǽriou,-riə]
ギリシャ語 *karyon*（堅果、仁）
< 英語　nucleus >

karyolysis = karyo- + -lysis
核融解　　　核　　　溶解

karyokinesis	核分裂	-kinesis【運動】
karyoplasm	核質	-plasm【形成されたもの】
karyorrhexis	核崩壊	-rrhexis【破裂】
karyotype	核型	type（型）

237 ★ kerat(o)- 角膜、角質
[kérət(ou,ə)]
ギリシャ語 *keras*（角）
< 英語　cornea >

keratoconjunctivitis = kerato- + conjunctiv- + -it is
角結膜炎　　　　　　角膜　　　結膜　　　炎症

keratitis	角膜炎	-it is【炎症】
keratocyst	角化嚢胞	-cyst【嚢胞】
keratoderma	角皮症	-derma【皮膚】
keratosis	角化症	-osis【病態】

238 ★★ keto- ケトン(基)
[kí:tou,-tə]
ドイツ語 *keton*（ケトン）
< 英語　ketone >

ketosis = keto- + -osis
ケトン症　ケトン　病態

ketoacidosis	ケトアシドーシス	acid-【酸】+ -osis【病態】
ketolysis	ケトン分解	-lysis【分解】
ketonemia	ケトン血症	-emia【血液の状態】
ketonuria	ケトン尿	-uria【尿の状態】

239 ★★ kine-, kinesi(o)-, kinet(o)- 運動　ギリシャ語 *kinesis*（運動）
[kínə] [kiníːsi(ou,ə)] [kiníːt(ou,ə)]　　＜英語　motion＞

　　　kinesiology　＝　kinesio-　＋　-logy
　　　運動学　　　　　　運動　　　　　学問

kinesitherapy	運動療法	-therapy【治療】
kinesthesia	筋(感)覚、運動感覚	-esthesia【感覚】
kinetics	運動力学	-ics【学問】
kinetocardiogram	キネトカルジオグラム	cardio-【心臓】＋ -gram【記録図】

240 ★★★ -kinesia, -kinesis 運動　ギリシャ語 *kinesis*（運動）
[kiníːsiə] [kiníːsis]　　＜英語　motion＞

　　　akinesia, akinesis　＝　a-　＋　-kinesia, -kinesis
　　　運動不能(症)、無動　　　ない　　　　運動

bradykinesia	運動緩徐	brady-【遅い】
hyperkinesia, hyperkinesis	運動(機能)亢進	hyper-【亢進】
hypokinesia, hypokinesis	運動(機能)低下	hypo-【低下】
optokinesis	視運動	opto-【視覚】

注　釈
-kinesia、-kinesis の形容詞形は -kinesic あるいは -kinetic となります。

akinesia, akinesis	→	akinesic, akinetic
bradykinesia	→	bradykinetic
hyperkinesia, hyperkinesis	→	hyperkinesic, hyperkinetic
hypokinesia, hypokinesis	→	hypokinesic, hyokinetic
optokinesis	→	optokinetic

241 ★ labi(o)- 唇　ラテン語 *labium*（唇）
[léibi(ou,ə)]　　＜英語　lip＞

　　　labioplasty　＝　labio-　＋　-plasty
　　　口唇形成(術)　　　唇　　　　形成(術)

labial	唇の	-al〔形容詞語尾〕
labiodental	唇歯の	dental（歯の）
labiogingival	口唇歯肉の	gingival（歯肉の）
labionasal	唇鼻の	nasal（鼻の）

242 ★★ lact(o)- 乳汁
[lǽkt(ou,ə)]

ラテン語 *lac*（乳）
＜英語　milk＞

　　　lactose ＝ lact- ＋ -ose
　　ラクトース[乳糖]　乳汁　　糖

lactic	乳の	-ic〔形容詞語尾〕
lactobacillus	乳酸桿菌属	bacillus（桿菌）
lactogenesis	乳汁産生	-genesis【形成】
lactorrhea	乳汁漏出（症）	-rrhea【漏出】

243 ★★★ lapar(o)- 腹
[lǽpər(ou,ə)]

ギリシャ語 *lapara*（横腹）
＜英語　flank, loin＞

　　　laparoscope ＝ laparo- ＋ -scope
　　　腹腔鏡　　　　　腹　　　　鏡

laparocele	腹部ヘルニア	-cele【ヘルニア】
laparorrhaphy	腹壁縫合（術）	-rrhaphy【外科的縫合】
laparoscopy	ラパロスコピー[腹腔鏡検査（法）]	-scopy【検査法】
laparotomy	開腹（術）	-tomy【切開（術）】

244 ★★★ laryng(o)- 喉頭
[ləríŋ(ou,ə)]

ギリシャ語 *larynx*（喉頭）
＜英語　larynx＞

　　　laryngitis ＝ laryng- ＋ -it is
　　　　喉頭炎　　　　喉頭　　　炎症

laryngalgia	喉頭痛	-algia【痛み】
laryngeal	喉頭の	-al〔形容詞語尾〕
laryngectomy	喉頭切除（術）	-ectomy【切除（術）】
laryngoscopy	喉頭鏡検査（法）	-scopy【検査法】

245 ★★ -lepsy 発作
[lépsi]

ギリシャ語 *lepsis*（発作）
＜英語　seizure＞

　　　narcolepsy ＝ narco- ＋ -lepsy
　　　ナルコレプシー　昏睡　　　発作

catalepsy	カタレプシー	cata-【下方】
epilepsy	てんかん	epi-【上】
nympholepsy	恍惚	nympho-【小陰唇】

注　釈

-lepsy の形容詞形は -leptic になります。

catalepsy	→	cataleptic
epilepsy	→	epileptic
narcolepsy	→	narcoleptic
nympholepsy	→	nympholeptic

---

246 ★★★　**leuc(o)-, leuk(o)-**　白色　ギリシャ語 *leukos*（白）
[lúːk(ou,ə), ljúː-]　　＜英語　white＞

　　leukemia　=　leuk-　+　-emia
　　白血病　　　　白色　　　血液の状態

leukocyte, leucocyte	白血球	-cyte【細胞】
leukocytosis	白血球増加(症)	-cytosis【細胞増加(症)】
leuko(cyte)penia	白血球減少(症)	-penia【減少(症)】
leukoencephalitis	白質脳炎	encephal-【脳】+ -it is【炎症】

---

247 ★　**levo-**　左　ラテン語 *laevus*（左）
[líːvou]　　＜英語　left＞

　　levocardia　=　levo-　+　-cardia
　　左胸心　　　　左　　　　心臓

levodopa	レボドパ	dopa（ドパ）
levoglucose	L型[左旋性]グルコース	glucose（グルコース）
levorotation	左旋、左回転	rotation（回転）

---

248 ★★　**lip(o)-**　脂肪、脂質　ギリシャ語 *lipos*（脂肪）
[líp(ou,ə)]　　＜英語　fat＞

　　lipolysis　=　lipo-　+　-lysis
　　脂肪分解　　　脂肪　　　分解

lipase	リパーゼ	-ase【酵素】
lipemia	脂肪血(症)	-emia【血液の状態】
lipoma	脂肪腫	-oma【腫瘍】
lipoprotein	リポタンパク	protein（タンパク質）

249 ★★ lith(o)-　石、結石
[líθou, lái-]
ギリシャ語 *lithos*（石）
＜英語　stone, calculus＞

lithotomy ＝ litho- ＋ -tomy
切石術　　　　石　　　切開(術)

lithic	石の、結石の	-ic〔形容詞語尾〕
lithogenesis	結石形成	-genesis【形成】
litholysis	結石溶解	-lysis【溶解】
lithotripsy	砕石術	tripsy（ギリシャ語 *tripsis*：こすること）

250 ★★★ -lith　石、結石
[liθ]
ギリシャ語 *lithos*（石）
＜英語　stone, calculus＞

cholelith ＝ chole- ＋ -lith
胆石　　　　胆汁　　　石

cystolith	膀胱結石	cysto-【膀胱】
nephrolith	腎石	nephro-【腎臓】
ureterolith	尿管結石	uretero-【尿管】
urolith	尿路結石	uro-【尿】

注　釈
-lith の形容詞形は -lithic となります。

cholelith	→	cholelithic
cystolith	→	cystolithic
nephrolith	→	nephrolithic
urolith	→	urolithic

251 ★★ -lithiasis　結石症
[liθáiəsis]
lith-【石】＋ -iasis【病態】
＜英語　stone disease, lithiasis＞

cholelithiasis ＝ chole- ＋ -lithiasis
胆石症　　　　　胆汁　　　結石症

cystolithiasis	膀胱結石(症)	cysto-【膀胱】
nephrolithiasis	腎結石(症)	nephro-【腎臓】
ureterolithiasis	尿管結石(症)	uretero-【尿管】
urolithiasis	尿路結石(症)	uro-【尿】

252 ★ lob(o)- 葉
[lóub(ou,ə)]

ギリシャ語 *lobos*（葉）
＜英語　lobe＞

lobectomy = lob- + -ectomy
ロベクトミー[葉切除（術）]　葉　切除（術）

lobar	葉の	-ar〔形容詞語尾〕
lobitis	葉炎	-itis【炎症】
lobotomy	ロボトミー[葉切断（術）]	-tomy【切開（術）】

253 ★ logo- 言語
[lɔ́:gou,-gə, lɔ́g-]

ギリシャ語 *logos*（語）
＜英語　word＞

logotherapy = logo- + -therapy
ロゴセラピー　　言語　　治療

logogram	記号	-gram【記録図】
logopedics	言語医学[治療]	ped-【小児】+ -ics【学問】
logorrhea	語漏、病的多弁（症）	-rrhea【漏出】

注　釈

英語の -logue（アメリカ英語では -log）もギリシャ語 *logos*（語）に由来し、「談話」に関わる単語を作り出します。

catalogue　：カタログ、目録
dialogue　　：ダイアログ、対話
epilogue　　：エピローグ、結語
monologue：モノローグ、一人芝居
prologue　　：プロローグ、序文

254 ★★★ -logy 学問、〜学
[lədʒi]

ギリシャ語 *logia*（学問）
＜英語　study＞

dermatology = dermato- + -logy
　皮膚科学　　　　皮膚　　　学問

gynecology	婦人科学	gyneco-【女性】
ophthalmology	眼科学	ophthalmo-【眼】
neurology	神経科	neuro-【神経】
urology	泌尿器科	uro-【尿】

注 釈 1

-logy の形容詞形は -logic あるいは -logical になります。また名詞語尾 -ist をつけた形 -logist は「専門医」を表します。

学問	形容詞形	専門医
dermatology	dermatologic(al)	dermatologist
gynecology	gynecologic(al)	gynecologist
ophthalmology	ophthalmologic(al)	ophthalmologist
neurology	neurologic(al)	neurologist
urology	urologic(al)	urologist

注 釈 2

「～の、～に関する」の意の形容詞を作る接尾辞に -ic と -ical がありますが、基本形は -ic で、-ical は派生形とされます。語源的には -ic はギリシア語 *-ikos*、ラテン語 *-icus* に由来し、古典期からあるものです。一方 -ical は中世ラテン語で *-icus* に形容詞語尾 *-alis* を加えた *-icalis* に由来する新しいものです。しかし、現在では一部の例外を除いて（economic：経済の、economical：経済的な）、-ic と -ical はほぼ同じ意味で用いられています。

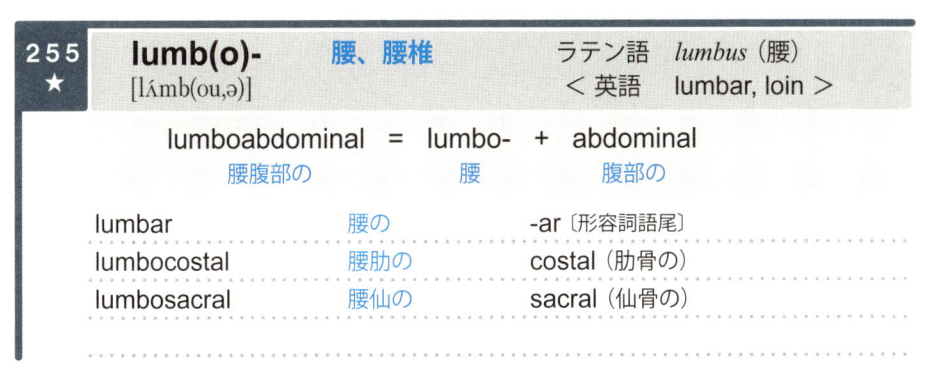

---

255 ★　**lumb(o)-**　腰、腰椎　　ラテン語　*lumbus*（腰）
　　　　　[lʌ́mb(ou,ə)]　　　　　　　　＜ 英語　lumbar, loin ＞

　　　　lumboabdominal　=　lumbo-　+　abdominal
　　　　　腰腹部の　　　　　　　腰　　　　腹部の

lumbar	腰の	-ar〔形容詞語尾〕
lumbocostal	腰肋の	costal（肋骨の）
lumbosacral	腰仙の	sacral（仙骨の）

256 ★★★　**lymph(o)-**　リンパ　　ラテン語　*lympha*（澄んだ湧き水）
　　　　　　[límf(ou,ə)]　　　　　　　　＜ 英語　lymph ＞

　　　　lymphedema　=　lymph-　+　-edema
　　　　　リンパ水腫　　　　リンパ　　　水腫

lymphatic	リンパの、リンパ管	-ic〔形容詞語尾〕
lymphocyte	リンパ球	-cyte【細胞】
lymphoma	リンパ腫	-oma【腫瘍】
lymphopenia	リンパ球減少（症）	-penia【減少（症）】

コラム　ニンフとリンパ

英語 lymph（リンパ液）は、ラテン語 *lympha*（澄んだ湧き水）に由来します。もともと *lympha* は、ギリシャ神話の泉や山に住む精霊ニンフ *nymphe* に由来し、この *nymphe* がラテン語に入る際に訛って *lympha* になったといわれています。その後 *lympha* は「澄んだ湧き水」から「透明な体液」という意味も表すようになり、英語に入り lymph は「リンパ液」の意味を表すようになりました。

---

257 ★ lymphaden(o)-　リンパ節
[limfǽdən(ou,ə)]
lymph-【リンパ】+ adeno-【腺】
＜英語　lymph node＞

lymphadenectomy ＝ lymphaden- ＋ -ectomy
リンパ節切除（術）　　　リンパ節　　　切除（術）

lymphadenitis	リンパ節炎	-it is【炎症】
lymphadenography	リンパ節造影（法）	-graphy【記述法】
lymphadenopathy	リンパ節症	-pathy【病気】
lymphadenosis	リンパ節症	-osis【病態】

258 ★ lymphangi(o)-　リンパ管
[limfǽndʒi(ou,ə)]
lymph-【リンパ】+ angio-【脈管】
＜英語　lymph vessel[duct]＞

lymphangioendothelioma ＝ lymphangio- ＋ endotheli- ＋ -oma
リンパ管内皮腫　　　　リンパ管　　　内皮　　　腫瘍

lymphangial	リンパ管の	-al〔形容詞語尾〕
lymphangiography	リンパ管造影（法）	-graphy【記述法】
lymphangioma	リンパ管腫	-oma【腫瘍】
lymphangitis	リンパ管炎	-it is【炎症】

259 ★ lys(o)-　溶解、分解
[láis(ou,ə)]
ギリシャ語　*lysis*（緩み）
＜英語　loosening＞

lysogen ＝ lyso- ＋ -gen
溶原（菌）、ライソジェン　溶解　　生成物

lysin	溶解素、リジン	-in【（化学）物質】
lysogenic	溶原（性）の	-genic【生じる】
lysosome	リソソーム	some（ギリシャ語 *soma*：体）
lysotype	リソタイプ	type（タイプ）

260 ★★★ -lysis 溶解、分解　-lytic 溶解の、分解の　ギリシャ語 lysis（緩み）
[ləsis]　[lítik]　< 英語　dissolution, loosening >

hemolysis ＝ hemo- ＋ -lysis
溶血　　　　血液　　溶解

dialysis	透析	dia-【通って】
electrolysis	電気分解	electro-【電気】
hydrolysis	加水分解	hydro-【水】
paralysis	麻痺	para-【近く】

注　釈
-lysis の形容詞形は -lytic になります。また -lyze として動詞化することがあります。

	-lytic	-lyze	
analysis*	analytic	analyze	分析する
dialysis	dialytic	dialyze	透析する
electrolysis	electrolytic	electrolyze	電解する
hemolysis	hemolytic	hemolyze	溶血させる
hydrolysis	hydrolytic	hydrolyze	加水分解する
paralysis	paralytic	paralyze	麻痺させる

＊ 24 ana- 参照

261 ★ macro- 大きい、長い　ギリシャ語 makros（大きい）
[mǽkrou]　< 英語　large >

macrophage ＝ macro- ＋ -phage
マクロファージ　大きい　食べること

macro(erythro)cyte	大赤血球	erythro-【赤色】＋ -cyte【細胞】
macrocephaly	大頭［蓋］症	-cephaly【頭】
macroglobulin	マクログロブリン	globulin（グロブリン）
macroscopy	肉眼（的）検査	-scopy【検査法】

262 ★★★ mal- （状態が）悪い　ラテン語 malus（悪い）
[mæl]　< 英語　bad, wrong, ill >

maldigestion ＝ mal- ＋ digestion
消化不良　　　悪い　　消化

malabsorption	吸収不良	absorption（吸収）
malformation	奇形、先天異常	formation（形態）
malnutrition	栄養不良［失調］	nutrition（栄養）
malpractice	医療過誤	practice（実践）

263 ★ malac(o)- 軟らかい
[mǽlək(ou,ə)]
ギリシャ語 *malakos*（やわらかい）
＜英語　soft＞

malacosis	= malaco-	+ -osis
軟化症	軟化	病態

malacic, malacotic	軟化(症)の	-ic〔形容詞語尾〕
malacoplakia	マラコプラキア	-plakia【斑の状態】

264 ★★★ -malacia 軟化(症)
[məléiʃə,-ʃiə]
ギリシャ語 *malakia*（やわらかさ）
＜英語　malacia＞

encephalomalacia	= encephalo-	+ -malacia
脳軟化(症)	脳	軟化(症)

chondromalacia	軟骨軟化(症)	chondro-【軟骨】
keratomalacia	角膜軟化(症)	kerato-【角膜】
osteomalacia	骨軟化(症)	osteo-【骨】
stomatomalacia	口腔組織軟化	stomato-【口】

265 ★ mam(m)ill(i)- 乳頭
[mǽmil(i)]
ラテン語 *mammilla*（乳頭）
＜英語　nipple, mam(m)illa＞

mammillitis	= mammill-	+ -it is
乳頭炎	乳頭	炎症

mam(m)illary	乳頭の	-ary〔形容詞語尾〕
mam(m)illiform	乳頭状の	-form【形】
mammillaplasty	乳頭形成(術)	-plasty【形成(術)】

266 ★★★ mamm(o)- 乳房
[mǽm(ou,ə)]
ラテン語 *mamma*（乳房）
＜英語　breast, mamma＞

mammography	= mammo-	+ -graphy
マンモグラフィ	乳房	記述法

mammalgia	乳房痛	-algia【痛み】
mammaplasty	乳房形成(術)	-plasty【形成(術)】
mammary	乳房の	-ary〔形容詞語尾〕
mammitis	乳房炎	-it is【炎症】

267 ★★ -mania　～狂、異常な熱中　ギリシャ語 *mania*（狂気）
[méiniə]　　　　　　　　　　　　　　　＜英語　mania＞

```
megalomania  =  megalo-  +  -mania
誇大妄想狂         巨大         ～狂
```

hypomania	軽躁病	hypo-【下】
monomania	偏執狂	mono-【1】
nymphomania	女子色情症	nymph-【小陰唇】
poriomania	徘徊癖、放浪癖	porio（ギリシャ語 *poreia*：旅）

注　釈
-mania の形容詞形は -maniac となります。

hypomania	→	hypomaniac
megalomania	→	megalomaniac
monomania	→	monomaniac
nymphomania	→	nymphomaniac
poriomania	→	poriomaniac

268 ★★ mast(o)-　乳房　ギリシャ語 *mastos*（乳房）
[mǽst(ou,ə)]　　　　　　　　　＜英語　breast＞

```
mastectomy  =  mast-  +  -ectomy
乳房切除（術）      乳房       切除（術）
```

mastitis	乳腺炎、乳房炎	-it is【炎症】
mastoid	乳様突起の、乳頭様の	-oid【類似】
mastopathy	マストパチー［乳腺症］	-pathy【病気】
mastoplasty	乳房形成（術）	-plasty【形成（術）】

269 ★ maxill(o)-　上顎　ラテン語 *maxilla*（顎骨）
[mǽksil(ou,ə)]　　　　　　　　＜英語　maxilla＞

```
maxillitis  =  maxill-  +  -it is
上顎骨炎        上顎        炎症
```

maxillary	上顎（骨）の	-ary〔形容詞語尾〕
maxillofacial	上顎顔面の	facial（顔面の）
maxillotomy	顎骨切開（術）	-tomy【切開（術）】

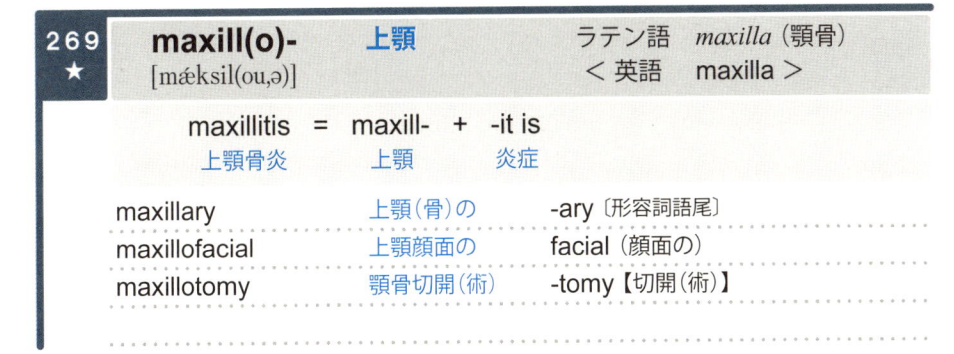

270 ★★ medull(o)- 髄質
[medʌl(ou)]
ラテン語 *medulla*（髄）
＜英語　medulla＞

medulloepithelioma ＝ medullo- ＋ epitheli- ＋ -oma
髄上皮腫　　　　　　　　髄質　　　上皮　　　腫瘍

medullar, medullary	髄質の	-ar, -ary〔形容詞語尾〕
medullectomy	髄質切除（術）	-ectomy【切除（術）】
medulloblastoma	髄芽（細胞）腫	blast-【芽】＋ -oma【腫瘍】

271 ★★★ mega-, megal(o)- 巨大
[mégə]　[mégəl(ou,ə)]
ギリシャ語 *megas*（大きい）
＜英語　big, large＞

megaloblast ＝ megalo- ＋ -blast
巨赤芽球　　　　巨大　　　芽

megacephaly	巨（大）頭（蓋）症	-cephaly【頭】
megacolon	巨大結腸	colon（結腸）
megalodactyly	巨指症	-dactyly【指】
megalomania	誇大妄想狂	-mania【〜狂】

272 ★★★ -megaly 巨大、肥大、腫大
[mégəli]
ギリシャ語 *megas*（大きい）
＜英語　big, large＞

cardiomegaly ＝ cardio- ＋ -megaly
心肥大（症）　　　心臓　　　肥大

acromegaly	先端巨大症	acro-【先端】
hepatomegaly	肝肥大（症）	hepato-【肝臓】
nephromegaly	腎肥大（症）	nephro-【腎臓】
splenomegaly	巨脾腫（症）	spleno-【脾臓】

273 ★★ melan(o)- 黒色
[mélæn(ou,ə)]
ギリシャ語 *melas*（黒）
＜英語　black＞

melanoma ＝ melan- ＋ -oma
黒色腫　　　黒色　　　腫瘍

melanin	メラニン	-in【（化学）物質】
melanocyte	メラニン細胞	-cyte【細胞】
melanoderma	黒皮症	-derma【皮膚】
melanosis	メラノーシス［黒色症］	-osis【病態】

274 ★★ mening(o)- 髄膜
[mənɪ́ŋ(ou,ə)]
ギリシャ語 *meninx*（膜）
＜ 英語 meninges ＞

meningoencephalitis = meningo- + encephal- + -it is
髄膜脳炎　　　　　　　髄膜　　　　脳　　　　炎症

meningeal	髄膜の	-al〔形容詞語尾〕
meningioma	髄膜腫	-oma【腫瘍】
meningitis	髄膜炎	-it is【炎症】
meningocele	髄膜瘤	-cele【腫れ】

275 ★★ meno- 月経
[ménou]
ラテン語 *mensis*（月）
＜ 英語 menstruation, period ＞

menorrhagia = meno- + -rrhagia
月経過多　　　月経　　過剰漏出

amenorrhea	無月経	a-【ない】、-rrhea【漏出】
menopause	閉経期、更年期	pause（休止）
menoxenia	月経不順	xenia（ギリシャ語 *xenos*：奇妙な）
oligomenorrhea	過少月経	oligo-【少量】、-rrhea【漏出】

コラム　月と月経

太陰暦を用いていた昔、月の満ち欠けが時の尺度で、新月から次の新月までの期間が a month でした。Month はラテン語 *mensis* に由来し、この *mensis* の周期が毎月訪れることから、*mensis* の複数形 *menses* が英語に入り「子宮から血液が毎月分泌されること」、すなわち「月経」の意味で用いられるようになりました。

276 ★★ meta- 後に、変化して、越えて、間に
[métə]
ギリシャ語 *meta*（後に、間に、変化）
＜ 英語 after, change, over, between ＞

metastasis = meta- + -stasis
転移　　　　変化して　静止

metagenesis	世代交代	-genesis【発生】
metamorphosis	変態、変形	morph-【形態】 + -osis【状態】
metamyelocyte	後骨髄球	myelo-【骨髄】 + -cyte【細胞】
metaplasia	化生、形成異常	-plasia【形成】

277 ★ metall(o)- 金属
[mətǽl(ou,ə)]

ギリシャ語 *metallon*（金属）
＜ 英語　metal ＞

metalloid ＝ metallo- ＋ -oid
半金属　　　金属　　　類似

metallic	金属の	-ic〔形容詞語尾〕
metalloenzyme	金属酵素	enzyme（酵素）
metalloprotease	金属プロテアーゼ	protease（プロテアーゼ）
metalloprotein	金属タンパク質	protein（タンパク質）

278 ★★★ -meter 計器、計量
[míːtər]

ギリシャ語 *metron*（測定、寸法）
＜ 英語　meter ＞

hydrometer ＝ hydro- ＋ -meter
（液体）比重計　　水　　　　計器

manometer	マノメータ[血圧計]	mano（ギリシャ語 *manos*：薄い）
optometer	オプトメータ[眼計測計]	opto-【視覚】
pelvimeter	骨盤計	pelvi-【骨盤】
spirometer	スパイロメータ[肺活量計]	spiro-【呼吸】

279 ★★ metr(o)- 子宮
[míːtr(ou,ə)]

ギリシャ語 *metra*（子宮）
＜ 英語　womb, uterus ＞

metrosalpingitis ＝ metro- ＋ salping- ＋ -it is
子宮卵管炎　　　　　子宮　　　卵管　　　　炎症

endometriosis	子宮内膜症	endo-【内】、-osis【病態】
metritis	子宮（筋層）炎	-it is【炎症】
metropathy	メトロパチー[慢性子宮症]	-pathy【病気】
metrorrhagia	（不正）子宮出血	-rrhagia【過剰漏出】

280 ★★★ -metry 測定法
[métri]

ギリシャ語 *metron*（寸法）
＜ 英語　measurement ＞

hydrometry ＝ hydro- ＋ -metry
比重測定（法）　　水　　　測定法

manometry	マノメトリー	mano（ギリシャ語 *manos*：薄い）
optometry	検眼	opto-【視覚】
spirometry	肺活量測定（法）	spiro-【呼吸】
thermometry	温度測定（法）	thermo-【熱】

注 釈

-metry の形容詞形は -metric(al) になります。

hydrometry	→	hydrometric(al)
manometry	→	manometric(al)
optometry	→	optometric(al)
spirometry	→	spirometric(al)
thermometry	→	thermometric(al)

---

281 ★★★ micro- 小さい
[máikrou]

ギリシャ語 *mikros*（小さい）
＜英語　small＞

microscope = micro- + -scope
顕微鏡　　　小さい　　鏡

microbiology	微生物学	bio-【生物】+ -logy【学問】
microcephaly	小頭症	-cephaly【頭】
microcirculation	微小循環	circulation（循環）
microorganism	微生物	organism（生物）

282 ★ mid- 中央
[míd]

古英語 *midd*（中央）
＜英語　mid＞

midbrain = mid- + brain
中脳　　　中央　　脳

midbrain	中脳	brain（脳）
midgut	中腸	gut（腸）
midsection	中央部、みぞおち	section（切片）
midwife	助産婦	wife（古英語 *wif*：女性）

283 ★ -mimetic 模倣、類似
[mimétik]

ギリシャ語 *mimetikos*（模倣の）
＜英語　mimic＞

sympathomimetic = sympatho- + -mimetic
交感神経(様)作用の、交感神経(様)作用薬　　交感神経　　　模倣

adrenocorticomimetic	副腎皮質(様)作用の	adrenocortico-【副腎皮質】
parasympathomimetic	副交感神経(様)作用の	parasympatho-【副交感神経】
psychotomimetic	精神異常作用(性)の、精神異常作用薬	psychotic（精神病の）
radiomimetic	放射線(様)作用の	radio-【放射線】

284 ★★ mis- 悪い、誤った
[mis]
古英語 *mis*（悪い、誤った）
< 英語　wrong, bad >

　　misdiagnosis ＝ mis- ＋ diagnosis
　　　　誤診　　　　誤った　　　診断

miscarriage	（自然）流産	carriage（運搬）
misfortune	不運、不幸	fortune（幸運）
misunderstanding	誤解	understanding（理解）
misuse	誤用、乱用	use（使用）

285 ★★ -mnesia 記憶
[mníːziə]
ギリシャ語 *mneme*（記憶）
< 英語　memory >

　　amnesia ＝ a- ＋ -mnesia
　　健忘症、記憶喪失　ない　　記憶

automnesia	自己追想	auto-【自己】
dysmnesia	記憶障害	dys-【障害】
hypomnesia	記憶減退	hypo-【低下】
paramnesia	記憶錯誤	para-【異常】

286 ★★★ mono- 単一、1
[mán(ou,ə), mɔ́-]
ギリシャ語 *monos*（一人で）
< 英語　single >

　　monocyte ＝ mono- ＋ -cyte
　　単球、単核細胞　　1　　　細胞

monomania	偏執狂	-mania【〜狂】
mononucleosis	単核細胞症	nucleo-【核】＋ -osis【病態】
monoplegia	単麻痺	-plegia【麻痺】
monoxide	一酸化物	oxide（酸化物）

287 ★★ morph(o)- 形（態）
[mɔ́ːrf(ou)]
ギリシャ語 *morphe*（形）
< 英語　form, shape >

　　morphogenesis ＝ morpho- ＋ -genesis
　　形態発生[形成]　　　形態　　　　発生[形成]

heteromorphosis	異形再生	hetero-【異種】、-osis【状態】
metamorphosis	変生、変態	meta-【変化して】、-osis【状態】
morphine	モルヒネ	-ine【（化学）物質】
morphology	形態学	-logy【学問】

> **コラム** 夢の神とモルヒネ
>
> 　1804年、ドイツの薬剤師ゼルテュルナーが、アヘンアルカロイドから純粋な結晶を単離することに成功しました。これは強力な睡眠作用を持ち、夢のように痛みを取り除いてくれることから、彼はギリシャ神話の夢の神 Morpheus（モルペウス）にちなんで、morphine（モルヒネ）と命名しました。Morpheus は人の形を真似て夢にでるという意味から、ギリシャ語 *morphe*（形）に由来します。ちなみに彼の父親は眠りの神 Hypnos（ヒュプノス）（205 hypno- 参照）です。

288 ★★ muc(o)- 粘液
[mjúːk(oʊ,ə)]

ラテン語 *mucus*（粘液）
＜英語 mucus＞

mucoid	=	muc-	+	-oid
ムコイド、粘液状の		粘液		類似

mucocele	粘液嚢腫、粘液瘤	-cele【腫れ】
mucolysis	粘液溶解	-lysis【溶解】
mucoprotein	ムコタンパク	protein（タンパク質）
mucous	粘液の	-ous〔形容詞語尾〕

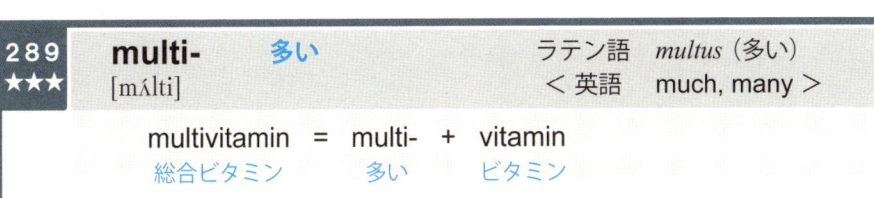

289 ★★★ multi- 多い
[mʌ́lti]

ラテン語 *multus*（多い）
＜英語 much, many＞

multivitamin	=	multi-	+	vitamin
総合ビタミン		多い		ビタミン

multicellular	多細胞の	cellular（細胞の）
multifocal	多病巣性の	focal（病巣の）
multiform	多形の	-form【形】
multiple	多発性の	ple（ラテン語 *plus*：倍）

290 ★ muscul(o)- 筋肉
[mʌ́skjul(oʊ,ə)]

ラテン語 *musculus*（小さなネズミ）
＜英語 muscle＞

musculoskeletal	=	musculo-	+	skeletal
筋骨格の		筋肉		骨格の

muscular	筋の	-ar〔形容詞語尾〕
musculophrenic	筋横隔膜の	phrenic（横隔膜の）
musculotropic	向筋（性）の	-tropic【向性の】

コラム　ネズミと筋肉

英語 muscle（筋肉）の語源はラテン語 *musculus* で、*mus*（ネズミ）+「小さい」を表す *-culus* から「小さなネズミ」を意味します。これは、いくつかの筋肉、特に（上腕）二頭筋が、ネズミに似ていると思われたからです。この類推はギリシャ語にも当てはまり、myo- の語源となったギリシャ語 *mys* も「ネズミ」と「筋肉」を意味します。

---

291 ★★ myc(o)-, mycet(o)-　真菌
[máik(ou,ə)] [maisí:t(ou,ə)]　ギリシャ語 *mykes*（菌類）
＜英語　fungus＞

mycosis ＝ myc- ＋ -osis
真菌症　　　真菌　　　病態

mycetoma	（足）菌腫	-oma【腫瘍】
mycology	真菌学	-logy【学問】
mycoplasm	マイコプラズマ	-plasma【形成されたもの】
mycotoxin	マイコトキシン	toxin（毒素）

292 ★★★ myel(o)-　骨髄、脊髄
[máiəl(ou,ə)]　ギリシャ語 *myelos*（髄）
＜英語　medulla, marrow, spinal cord＞

myeloma ＝ myel- ＋ -oma
骨髄腫　　　骨髄　　　腫瘍

myelitis	脊髄炎、骨髄炎	-it is【炎症】
myeloblast	ミエロブラスト［骨髄芽球］	-blast【芽】
myelocyte	ミエロサイト［骨髄球］	-cyte【細胞】
myelography	脊髄造影（法）	-graphy【記述法】

293 ★★ my(o)-　筋肉
[mái(ou,ə)]　ギリシャ語 *mys*（筋肉、ネズミ）
＜英語　muscle＞

myopathy ＝ myo- ＋ -pathy
ミオパシー［筋障害］　筋肉　　病気

electromyography	筋電図検査（法）	electro-【電気】、-graphy【記述法】
myasthenia	筋無力症	asthenia（ギリシャ語 *astheneia*：虚弱）
myocarditis	心筋炎	cardi-【心臓】＋ -it is【炎症】
myoma	筋腫	-oma【腫瘍】

294 ★ myring(o)- 鼓膜
[míriŋg(ou,ə)]

ラテン語 *myringa*（鼓膜）
＜英語 eardrum＞

myringotomy	= myringo-	+ -tomy
鼓膜切開(術)	鼓膜	切開(術)

myringectomy	鼓膜切除(術)	-ectomy【切除(術)】
myringitis	鼓膜炎	-it is【炎症】
myringoplasty	鼓膜形成(術)	-plasty【形成(術)】
myringosclerosis	鼓膜硬化症	-sclerosis【硬化症】

295 ★★ myx(o)- 粘液
[míks(ou,ə)]

ギリシャ語 *myxa*（粘液）
＜英語 mucus＞

myxedema	= myx-	+ -edema
粘液水腫	粘液	水腫

myxocyte	粘液細胞	-cyte【細胞】
myxoid	粘液様の	-oid【類似】
myxoma	粘液腫	-oma【腫瘍】
myxoneuroma	粘液神経腫	neur-【神経】+ -oma【腫瘍】

296 ★★ narc(o)- 麻酔、昏睡
[náːrk(ou,ə)]

ギリシャ語 *narke*（麻痺）
＜英語 numbness＞

narcosis	= narco-	+ -osis
ナルコーシス	麻酔	状態

narcoanalysis	麻酔分析	analysis（分析）
narcohypnosis	麻酔催眠	hypn-【催眠】+ -osis【病態】
narcolepsy	ナルコレプシー[睡眠発作]	-lepsy【発作】
narcotherapy	麻酔療法	-therapy【治療】

コラム　スイセンと麻痺

　スイセン（narcissus）の花や球根は、麻酔・鎮静作用をもつため、ギリシャ語 *narke*（麻痺）を語源として *narkissos* と名付けられました。また、スイセンはギリシャ神話に登場する、湖面に映った自分に恋をし、寝食を忘れて自分自身に愛を語り続け、やがてやつれ果てて死を迎えた美しい青年ナルキッソス（Narkissos）の化身といわれています。このナルキッソスの話から、精神分析医フロイトは、自己愛の強い症例を narcissism（ナルシシズム、自己愛）として確立しました。またナルシシズムな感覚にとらわれる傾向のある人を narcissist（ナルシシスト、自己陶酔者）と呼ぶようになりました。

297 ★ nas(o)- 鼻
[néiz(ou,ə)]
ラテン語 *nasus*（鼻）
＜英語　nose＞

nasopharyngolaryngoscope = naso- + pharyngo- + laryngo- + -scope
鼻咽喉鏡　　　　　　　　　　　鼻　　　　咽頭　　　　喉頭　　　　鏡

nasal	鼻の	-al〔形容詞語尾〕
nasogastric	経鼻胃の	gastric（胃の）
nasopharynx	鼻咽頭	pharynx（咽頭）
nasosinusitis	（鼻）副鼻腔炎	sinus-【洞】+ -it is【炎症】

298 ★★ necro- 死、死体
[nékrou]
ギリシャ語 *nekros*（死体）
＜英語　dead body＞

necrosis = necro- + -osis
壊死　　　　死　　　病態

necrocytosis	細胞壊死	-cytosis【細胞増加（症）】
necrolysis	表皮壊死症	-lysis【溶解】
necropsy	検死、死体解剖	-opsy【視覚】
necrophilia	死体性愛、死姦	-philia【〜を好む傾向】

299 ★ neo- 新しい
[ní:ou, ní:ə]
ギリシャ語 *neos*（新しい）
＜英語　new＞

neoplasia = neo- + -plasia
新形成、（細胞の）異常増殖　　新しい　　形成

neocortex	新皮質	cortex（皮質）
neogenesis	新生	-genesis【生成】
neonate	新生児	nate（ラテン語 *natus*：生まれた）
neoplasm	新生物、腫瘍	-plasm【形成されたもの】

300 ★★★ nephr(o)- 腎臓
[néfr(ou,ə)]
ギリシャ語 *nephros*（腎臓）
＜英語　kidney＞

nephrosis = nephro- + -osis
ネフローゼ　　腎臓　　　病態

nephrectomy	腎臓摘出術	-ectomy【摘出（術）】
nephrolith	腎結石	-lith【結石】
nephropathy	ネフロパチー〔腎症〕	-pathy【病気】
pyelonephritis	腎盂腎炎	pyelo-【腎盂】、-it is【炎症】

301 ★★★ neur(o)- 神経
[njúːr(ou,ə)]

ギリシャ語 *neuron*（神経）
＜英語　nerve＞

neuritis ＝ neur- ＋ -it is
神経炎　　　神経　　　炎症

neural	神経の	-al〔形容詞語尾〕
neuralgia	神経痛	-algia【痛み】
neurocyte	神経細胞	-cyte【細胞】
neuropathy	ニューロパチー［神経障害］	-pathy【病気】

302 ★★ neutr(o)- 中性の
[njúːtr(ou,ə)]

ラテン語 *neuter*（〜でもなく〜でもない）
＜英語　neither＞

neutrophil(e) ＝ neutro- ＋ -phil(e)
好中球　　　　　中性　　　　愛する

neutral	中性の	-al〔形容詞語尾〕
neutropenia	好中球減少（症）	-penia【減少（症）】
neutrophilia	好中球増加（症）	-philia【〜を好む病気】
neutrotaxis	好中球走性	-taxis【走性】

303 ★ nitr(o)- 窒素、ニトロ基（を含む）
[náitr(ou,ə)]

ギリシャ語 *nitron*（硝石）
＜英語　nitrogen, nitro＞

nitroglycerin ＝ nitro- ＋ glycerin
ニトログリセリン　ニトロ基　　グリセリン

nitrate	硝酸塩	-ate【〜酸塩】
nitrogen	窒素	-gen【生成物】
nitrometer	窒素計	-meter【計器】

注　釈

Nitr- に形容詞語尾をつけた形に nitric と nitrous の2種類があります。両者は原子数に違いがあり、名称が異なります。すなわち nitric acid は硝酸（HNO_3）、nitrous acid は亜硝酸（HNO_2）を表します。

> **コラム** 日本語「窒素」の由来

1772年、スコットランドの化学者ラザフォードが窒素を単体分離しました。この気体にネズミなどの生物を入れるとすぐに窒息死してしまうので、当時、有毒空気と呼ばれていました。1789年、フランスの化学者ラボアジェが、窒素が元素であることを発見し、翌年、化学者シャプタルがギリシャ語 *nitre*（硝石）＋ *genes*（生まれた）から、フランス語で nitrogène と名づけました。日本語の窒素はドイツ語 sticken（窒息させる）＋ Stoff（物質）から成る Stickstoff を訳したものです。

---

302 ★ noct(o)-　夜
[nákt(ou,ə), nɔ́-]　　ラテン語 *nox*（夜）＜英語 night＞

　　nocturia ＝ noct- ＋ -uria
　　夜間頻尿（症）　　夜　　　尿の状態

noctalbuminuria	夜間アルブミン尿(症)	albumin【アルブミン】＋ -uria【尿の状態】
noctiphobia	暗夜恐怖(症)	-phobia【恐怖(症)】

---

303 ★★★ non-　ない（無、不、非）
[nan, nɔn]　　ラテン語 *non*（～でない）＜英語 not＞

　　nonsmoker ＝ non- ＋ smoker
　　非喫煙者　　　非　　　喫煙者

noncompliance	ノンコンプライアンス	compliance（遵守）
nonimmunity	非免疫	immunity（免疫性）
noninvasive	非侵襲性の	invasive（侵襲性の）
nonmetal	非金属	metal（金属）

---

304 ★ norm(o)-　正常
[nɔ́:rm(ou,ə)]　　ラテン語 *norma*（大工の差し金）＜英語 normal＞

　　normoblast ＝ normo- ＋ -blast
　　正赤芽球　　　　正常　　　芽

normal	正常な、標準の	-al〔形容詞語尾〕
normocyte	正赤血球	-cyte【細胞】
normoglycemia	正常血糖(血)	glyc-【糖】＋ -emia【血液の状態】

305 ★ noso- 疾病
[násou, nɔ́-]

ギリシャ語 *nosos*（疾病）
＜英語　disease＞

nosology ＝ noso- ＋ -logy
疾病分類学　　疾病　　　学問

nosocomial	院内の	comial（ギリシャ語 *komeion*：世話する）
nosogenesis	病因	-genesis【発生】
nosography	疾病（記述）学	-graphy【記述法】
nosophobia	疾病恐怖（症）	-phobia【恐怖（症）】

306 ★★ nucle(o)- 核
[njúːkli(ou,ə)]

ラテン語 *nucleus*（堅果、仁）
＜英語　nucleus＞

nucleoplasm ＝ nucleo- ＋ -plasm
核質　　　　　　核　　　形成されたもの

nuclear	核の	-ar〔形容詞語尾〕
nuclease	ヌクレアーゼ[核酸分解酵素]	-ase【酵素】
nucleophil(e)	求核（性）の、求核（性）試薬	-phil【愛する】
nucleorrhexis	核崩壊	-rrhexis【破裂】

307 ★ nyct(o)- 夜
[níkt(ou,ə)]

ギリシャ語 *nyx*（夜）
＜英語　night＞

nycturia ＝ nyct- ＋ -uria
夜間頻尿（症）　夜　　尿の状態

nyctalbuminuria	夜間アルブミン尿（症）	albumin-【アルブミン】＋ -uria【尿の状態】
nyctalgia	夜間痛	-algia【痛み】
nyctalopia	夜盲症	al（ギリシャ語 *alaos*：盲目の）＋ -opia【視覚】
nyctophobia	暗所恐怖症	-phobia【恐怖（症）】

> **コラム　夜の女神ニュクス**
>
> 　夜（ギリシャ語 *nyx*）を神格化した女神ニュクス（Nyx）は、兄弟で暗黒の神エレボスと交わり、光の神アイテルと昼の女神ヘメラを誕生させました。これによって世界に昼と夜、暗黒と光という正反対の時間と空間ができたといわれます。また彼女は単独でも、多数の神々を誕生させました。例えば、老年の神ゲラス（173 ger(o)- 参照）、眠りの神ヒュプノス（205 hypno- 参照）、死の神タナトス（482 thanato- 参照）などもニュクスの子供です。

308 ★ nymph(o)- 小陰唇、女性の性欲
[nímf(ou,ə)]
ギリシャ語 *nymphe*（花嫁、若い娘）
＜英語 nympha＞

nymphitis	=	nymph-	+ -it is
小陰唇炎		小陰唇（ショウインシン）	炎症
nympholepsy		恍惚	-lepsy【発作】
nymphomania		女子色情(症)、淫乱	-mania【〜狂】
nymphotomy		小陰唇切開(術)	-tomy【切開(術)】

コラム　ニンフ (nymph) とサテュロス (Satyr)

1955年に出版された小説『ロリータ』の中で、作者ナボコフは、あどけない12歳の主人公ロリータを性的魅力のある美少女として描き、彼女のような少女をニンフェット（nymphet）と表現しました。このように nymph- は女性の性欲に関わる語を作り出します。一方、nymphomania に対する医学英語として satyriasis（男子色情症）があります。この語源となっているのは、ギリシャ語 *satyros* で、酒と女の好きな森の精サテュロス（Satyr）のことを指します。

309 ★★ ocul(o)- 眼
[ákju(ou,ə), ɔ́k-]
ラテン語 *oculus*（眼）
＜英語 eye＞

oculography	=	oculo-	+ -graphy
眼球運動記録法		眼	記述法
extraocular		眼球外の	extra-【外】
intraocular		眼内の	intra-【内】
ocular		眼の	-ar〔形容詞語尾〕
oculomotor		眼球運動の、動眼神経の	motor（ラテン語 *motor*：動かすこと）

310 ★ odont(o)- 歯
[ədánt(ou,ə),-dɔ́n-]
ギリシャ語 *odous*（歯）
＜英語 tooth＞

odontology	=	odonto-	+ -logy
歯科学		歯	学問
odontalgia		歯痛	-algia【痛み】
odontitis		歯髄炎	-it is【炎症】
odontoblast		ぞうげ芽細胞	-blast【芽】
odontoma		歯牙腫	-oma【腫瘍】

311 ★ odyn(o)- 痛み
[óudin(ou,ə)]
ギリシャ語 *odyne*（痛み）
< 英語　pain >

odynophagia = odyno- + -phagia
嚥下痛　　　　痛み　　食べること

| odynacusis | 騒音耳痛 | -acusis【聴覚】 |
| odynophonia | オディノフォニア〔発声時疼痛〕 | -phonia【音声】 |

312 ★★ -odynia 痛み
[ədíniə, oud-]
ギリシャ語 *odyne*（痛み）+ *ia*（状態）
< 英語　pain >

acrodynia = acro- + -odynia
先端疼痛（症）　先端　　痛み

cardiodynia	心臓痛	cardi-【心臓】
gastrodynia	胃痛	gastr-【胃】
pododynia	足裏痛	pod-【足】
tenodynia	腱痛	teno-【腱】

313 ★★★ -oid 類似、形
[ɔid]
ギリシャ語 *eidos*（形）
< 英語　form, resemblance >

adenoid = aden- + -oid
アデノイド、腺様の　腺　　形

fibroid	(類)線維の	fibr-【線維】
hernioid	ヘルニア様の	herni-【ヘルニア】
mastoid	乳頭様の	mast-【乳房】
mucoid	粘液状の	muc-【粘液】

314 ★★ -ol アルコール
[ɔ́:l, ál, ɔ́l]
英語 alcohol（アルコール）の短縮形
< 英語　-ol >

ethanol = ethane + -ol
エタノール　エタン　アルコール

methanol	メタノール	methane（メタン）
propanol	プロパノール	propane（プロパン）
butanol	ブタノール	butane（ブタン）

コラム　ギリシャ語数詞とアルコール名

アルコールはアルカンの語尾の e を -ol にすることでその名前をつけることができます。

	ギリシャ語数詞		飽和炭化水素（アルカン）	アルコール
1	mono	モノ	methane *	methanol
2	di	ジ	ethane *	ethanol
3	tri	トリ	propane *	propanol
4	tetra	テトラ	butane *	butanol
5	penta	ペンタ	pentane	pentanol
6	hexa	ヘキサ	hexane	hexanol
7	hepta	ヘプタ	heptane	heptanol
8	octa	オクタ	octane	octanol
9	nona	ノナ	nonane	nonanol
10	deca	デカ	decane	decanol
11	undeca	ウンデカ	undecane	undecanol
12	dodeca	ドデカ	dodecane	dodecanol
13	trideca	トリデカ	tridecane	tridecanol
14	tetradeca	テトラデカ	tetradecane	tetradecanol
15	pentadeca	ペンタデカ	pentadecane	pentadecanol
16	hexadeca	ヘキサデカ	hexadecane	hexadecanol
17	heptadeca	ヘプタデカ	heptadecane	heptadecanol
18	octadeca	オクタデカ	octadecane	octadecanol
19	nonadeca	ノナデカ	nonadecane	nonadecanol
20	icosa	イコサ	icosane	icosanol

* methane 〜 butane は慣用名です。

---

315 ★★　olig(o)-　少量
[áliɡ(ou,ə), ɔ́l-]

ギリシャ語 *oligos*（少量）
＜英語　few, little＞

oligomenorrhea = olig- + meno- + -rrhea
過少月経、希発月経　　少量　　月経　　漏出

oligocholia	胆汁過少(症)	chol-【胆汁】 + -ia【病態】
oligogalactia	乳汁(分泌)過少(症)	galact-【乳汁】 + -ia【病態】
oligopnea	呼吸数減少	-pnea【呼吸】
oliguria	乏尿	-uria【尿の状態】

316 ★★★ -oma 腫瘍
[óumə]

ギリシャ語接尾辞 oma
＜英語　tumor＞

lymphoma = lymph- + -oma
リンパ腫　　リンパ　　腫瘍

adenoma	腺腫	aden-【腺】
carcinoma	癌腫	carcin-【癌】
myoma	筋腫	my-【筋肉】
myxoma	粘液腫	myx-【粘液】

注釈
-oma の複数形は -omas または -omata、形容詞形は -omatous となります。

	複数形	形容詞形
adenoma	adenomata [-omas]	adenomatous
carcinoma	carcinomata [-omas]	carcinomatous
lymphoma	lymphomata [-omas]	lymphomatous
myoma	myomata [-omas]	myomatous
myxoma	myxomata [-omas]	myxomatous

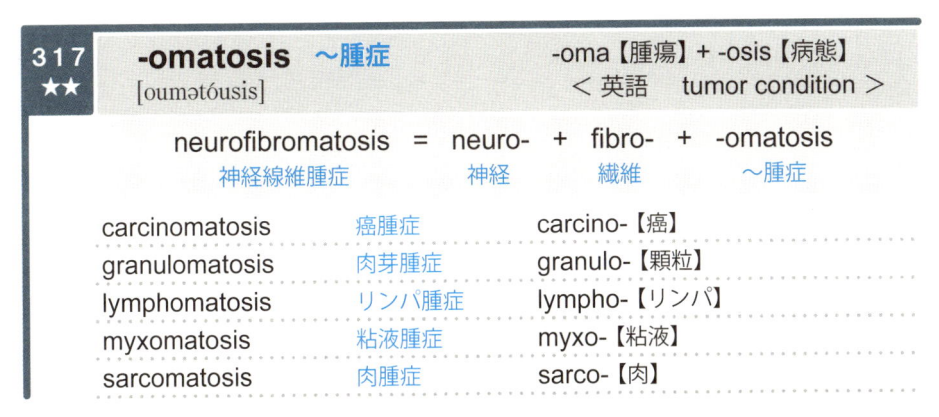

317 ★★ -omatosis ～腫症
[oumətóusis]

-oma【腫瘍】+ -osis【病態】
＜英語　tumor condition＞

neurofibromatosis = neuro- + fibro- + -omatosis
神経線維腫症　　　　神経　　繊維　　～腫症

carcinomatosis	癌腫症	carcino-【癌】
granulomatosis	肉芽腫症	granulo-【顆粒】
lymphomatosis	リンパ腫症	lympho-【リンパ】
myxomatosis	粘液腫症	myxo-【粘液】
sarcomatosis	肉腫症	sarco-【肉】

注釈
「～腫症」とは、腫瘍（～腫）ができ、それに伴ってさまざまな異常を生じる病気のことをいいます。例えば、神経線維腫症（neurofibromatosis）は、皮膚や神経を中心に神経線維腫ができ、皮膚症状や神経症状などの異常な症状がでる遺伝性の病気のことをいいます。

318 ★ omphal(o)- へそ
[ámfəl(ou,ə), ɔ́m-]

ギリシャ語 *omphalos*（へそ）
< 英語　navel, umbilicus >

omphalitis	=	omphal-	+	-it is
臍炎（サイエン）		へそ		炎症

omphalocele	臍ヘルニア	-cele【ヘルニア】
omphalopagus	臍帯結合体	-pagus【結合体】
omphalorrhagia	臍出血	-rrhagia【過剰漏出】
omphalotomy	臍帯切断（術）	-tomy【切開（術）】

319 ★★ onco- 腫瘍
[áŋk(ou,ə), ɔ́ŋ-]

ギリシャ語 *onkos*（塊）
< 英語　tumor, mass >

oncology	=	onco-	+	-logy
腫瘍学		腫瘍		学問

oncocyte	腫瘍細胞	-cyte【細胞】
oncogenesis	腫瘍形成	-genesis【発生】
oncogene	オンコジーン[腫瘍遺伝子]	gene（遺伝子）
oncolysis	腫瘍崩壊	-lysis【分解】

320 ★ onych(o)- 爪
[ánik(ou,ə), ɔ́n-]

ギリシャ語 *onyx*（爪）
< 英語　nail >

onychomycosis	=	onycho-	+	myc-	+	-osis
爪真菌症		爪		真菌		病態

onychectomy	爪切除（術）（ソウ）	-ectomy【切除（術）】
onychia	爪炎	-ia【病態】
onychoid	爪状の	-oid【形】
onycomalacia	爪軟化（症）	-malacia【軟化症】

コラム　爪とオニキス

　宝石 onyx（オニキス：和名シマメノウ）は、古くから魔除けの石として用いられてきました。この onyx はギリシャ語 *onyx*（爪）を語源とし、ギリシャ神話では、美の女神アフロディテの爪が、川底に落ちてオニキスになったといわれています。そのためオニキスは別名「アフロディテの爪」とも呼ばれています。

321 ★ oo- 卵(子)
[óuə]

ギリシャ語 *oon*（卵）
＜英語　egg＞

oocyte ＝ oo- ＋ -cyte
卵母細胞　　卵　　細胞

oocyst	接合子嚢	-cyst【嚢】
oogenesis	卵子発生	-genesis【発生】
ookinesis, ookinesia	卵子分裂	-kinesis, -kinesia【運動】

322 ★★ oophor(o)- 卵巣
[ouɑ́fər(ou,ə)]

ラテン語　*oophoros*（卵を持つ）
＜英語　ovary＞

oophoritis ＝ oophor- ＋ -it is
卵巣炎　　　卵巣　　　炎症

oophoralgia	卵巣痛	-algia【痛み】
oophorectomy	卵巣摘出(術)	-ectomy【切除(術)】
oophoropexy	卵巣固定(術)	-pexy【固定】
oophororrhaphy	卵巣縫合(術)	-rrhaphy【外科的縫合】

323 ★ ophthalm(o)- 眼
[ɑfθǽlm(ou,ə), ɔf-]

ギリシャ語　*ophthalmos*（眼）
＜英語　eye＞

ophthalmology ＝ ophthalmo- ＋ -logy
眼科学　　　　　　眼　　　　学問

ophthalmia	眼(結膜)炎	-ia【病態】
ophthalmic	眼の	-ic〔形容詞語尾〕
ophthalmoplegia	眼筋麻痺	-plegia【麻痺】
ophthalmoscope	検眼鏡	-scope【鏡】

324 ★★ -opia 視覚、視力
[óupiə]

ギリシャ語　*ops*（眼）
＜英語　sight, vision, eye＞

hyperopia ＝ hyper- ＋ -opia
遠視　　　　超えた　　視力

amblyopia	弱視	ambly-【鈍い】
diplopia	複視	diplo-【複】
myopia	近視	my（ギリシャ語 *myein*：閉じる）
presbyopia	老眼	presby（ギリシャ語 *presbys*：老人）

注 釈

-opia の形容詞形は -opic になります。

amblyopia	→	amblyopic
diplopia	→	diplopic
hyperopia	→	hyperopic
myopia	→	myopic
presbyopia	→	presbyopic

---

325 ★ **-opsia, -opsy** 視覚、視力 ギリシャ語 *opsis*（視覚）
[ápsiə, ɔ́p-] [ápsi, ɔ́p-] < 英語 sight, vision >

photopsia = photo- + -opsia
光視症　　　　光　　　　視覚

autopsy	検死、剖検	auto-【自己】
biopsy	バイオプシー[生検]	bio-【生物】
necropsy	検死、剖検	necro-【死体】
xanthopsia	黄視（症）	xantho-【黄色】

---

326 ★★ **opto-, optic(o)-** 視覚、光学 ギリシャ語 *ops*（眼）
[áptou,-tə] [áptik(ou,ə)] < 英語 sight, vision, eye >

optometer = opto- + -meter
オプトメータ[眼計測計]　光学　　計器

optic(al)	視覚の、光学の	-ic, -ical〔形容詞語尾〕
optician	眼鏡士	-ian〔名詞語尾〕
opticopupillary	視神経瞳孔の	pupillary（瞳孔の）
optokinetic	視運動性の	-kinetic【運動】

---

327 ★★ **orchi-, orchid(o)-** 睾丸、精巣 ギリシャ語 *orchis*（睾丸）
[ɔ́ːrki] [ɔ́ːrkid(ou,ə)] < 英語 testis, testicle >

orch(id)itis = orchid- + -it is
精巣炎、睾丸炎　睾丸、精巣　炎症

orchidic	精巣の、睾丸の	-ic〔形容詞語尾〕
orchi(d)ectomy	精巣[睾丸]摘除（術）	-ectomy【切除（術）】
orchi(d)ocele	睾丸ヘルニア	-cele【ヘルニア】
orchi(d)opexy	精巣[睾丸]固定（術）	-pexy【固定】

コラム　睾丸とラン（蘭）

Orchid には「睾丸」と「ラン（蘭）」という2種類の意味があります。ランに初めて名前をつける時、その塊根が睾丸の形に似ていることから orchid と名づけられました。ちなみに英語で睾丸は testis、testicle です。この testis はラテン語 *testis*（証人）に由来します。古代ローマでは証人には男性しかなれなかったことから、転じて「男性であることの証拠となるもの」すなわち「睾丸」を意味するようになったといわれています。また testicle のもとになったギリシャ語 *testiculus* は、*testis* に「小さい」を表す *-culus* がついた形ですが、英語では testis と同様に「睾丸」を意味します。

---

328 ★　organ(o)-　器官、臓器、有機
[ɔ́:rɡən(ou,ə)]　ギリシャ語 *organon*（道具、器具）　＜英語　organ＞

organogenesis = organo- + -genesis
器官形成　　　器官　　　形成

organoid	類器官の、類臓器(性)の	-oid【類似】
organology	器官学、臓器学	-logy【学問】
organophilic	有機親和性の	-philic【愛する】
organotaxis	臓器走性	-taxis【走性】

329 ★　ortho-　正しい、まっすぐ
[ɔ́:rθ(ou,ə)]　ギリシャ語 *orthos*（正しい）　＜英語　straight, correct＞

orthopnea = ortho- + -pnea
起座呼吸　　まっすぐ　呼吸

orthodontics	歯列矯正(学)	odont-【歯】+ -ics【学問】
orthokinetics	オルトキネティクス	kinet-【運動】+ -ics【学問】
orthopedics	整形外科(学)	ped-【小児】+ -ics【学問】
orthothanasia	自然死	thanasia（ギリシャ語 *thanatos*：死）

330 ★★　-ose　糖、炭水化物
[ous]　英語 glucose（グルコース）から抽出　＜英語　-ose＞

galactose = galact- + -ose
ガラクトース[乳糖]　乳汁　糖

fructose	フルクトース[果糖]	fructo-【果物】
lactose	ラクトース[乳糖]	lacto-【乳汁】
maltose	マルトース[麦芽糖]	malt（麦芽）
sucrose	スクロース[ショ糖]	sucr（フランス語 *sucre*：砂糖）

331 ★★★ -osis 病態、状態　　ギリシャ語の接尾辞 *osis*
[óusis]　　　　　　　　　　　　　＜英語　clinical condition＞

　　　　　　neurosis ＝ neur- ＋ -osis
　　　　　　神経症　　　神経　　　病態

acidosis	アシドーシス	acid-【酸】
alkalosis	アルカローシス	alkal-【アルカリ】
cyanosis	チアノーゼ	cyan-【青色】
osteoporosis	骨粗鬆症	osteo-【骨】＋ por（ギリシャ語 *poros*：通路）
psychosis	精神病	psycho-【精神】

注　釈
-osis の複数形は -oses、形容詞形は -otic になります。

	複数形	形容詞形
acidosis	acidoses	acidotic
alkalosis	alkaloses	alkalotic
cyanosis	cyanoses	cyanotic
neurosis	neuroses	neurotic
osteoporosis	osteoporoses	osteoporotic
psychosis	psychoses	psychotic

332 ★★ osmo- におい　　ギリシャ語 *osme*（におい）　＜英語 smell＞
[ázmou,-mə] 浸透　　ギリシャ語 *osmos*（押すこと）＜英語 osmosis＞

　　　　　　osmometer ＝ osmo- ＋ -meter
　　　　　　浸透圧計　　　浸透　　　計器

osmolar, osmotic	浸透(性)の	-ar-, ic〔形容詞語尾〕
osmology	嗅覚学[臭気学]、浸透学	-logy【学問】
osmosis	浸透(現象、性)	-osis【状態】
osmotherapy	浸透圧療法	-therapy【治療】

333 ★ ossi-, osseo- 骨　ossicul(o)- 小骨　ラテン語　*os*（骨）
[ási]　[ɑsiou,-siə]　[ásikl(ou, ə)]　＜英語　bone, small bone＞

　　　　　　ossiform ＝ ossi- ＋ -form
　　　　　　骨状の　　　骨　　　形

osseomucin	オセオムチン	mucin（ムチン）
ossicle, ossiculum	小骨	cle（ラテン語 *culum*：小さい）
ossiculectomy	耳小骨摘出(術)	-ectomy【摘出(術)】
ossification	骨化	fication（ラテン語 *ficatio*：作ること）

334 ★★★ oste(o)- 骨
[ásti(ou,ə)]
ギリシャ語 *osteon* (骨)
< 英語　bone >

osteopenia = osteo- + -penia
オステオペニア[骨減少(症)]　骨　　減少(症)

ost(e)itis	骨炎	-it is【炎症】
osteoarthritis	変形性関節症	arthr-【関節】+ -it is【炎症】
osteolysis	骨溶解	-lysis【溶解】
osteoporosis	骨粗鬆症	por (ギリシャ語 *poros*:通路) + -osis【病態】

335 ★ ot(o)- 耳
[óut(ou,ə)]
ギリシャ語 *ous* (耳)
< 英語　ear >

otoscope = oto- + -scope
オトスコープ[耳鏡]　耳　　鏡

otitis	耳炎	-it is【炎症】
otolaryngology	耳鼻咽喉科学	laryngo-【咽頭】+ -logy【学問】
otosclerosis	耳硬化(症)	-sclerosis【硬化症】

336 ★★ ovari(o)- 卵巣
[ouvəri(ou,ə)]
ラテン語 *ovarium* (卵巣)
< 英語　ovary >

ovariectomy = ovari- + -ectomy
卵巣摘出(術)　　卵巣　　切除(術)

ovarialgia	卵巣痛	-algia【痛み】
ovarian	卵巣の	-ian〔形容詞語尾〕
ovariocele	卵巣瘤	-cele【腫れ】
ovariosalpingitis	卵巣卵管炎	salping-【卵管】+ -it is【炎症】

337 ★★★ over- 過剰、上に、超えて
[óuvər]
古英語 *ofer* (過剰)
< 英語　over >

overresponse = over- + response
過剰反応　　　過剰　　反応

overdose	過剰投与	dose (投与量)
overload	過負荷	load (負荷)
oversedation	過鎮静	sedation (鎮静)
oversensitivity	過敏症	sensitivity (感受性)

338 ★ ov(i, o)- 卵(子)
[óuvi,-və]

ラテン語 *ovum*（卵）
＜英語 egg＞

ovocyte = ovo- + -cyte
卵母細胞　　卵子　　細胞

oviduct	卵管	duct（導管）
oviform	卵形の	-form【形】
ovogenesis	卵子形成	-genesis【形成】
ovoid	卵形(の)	-oid【形】

339 ★ oxy- 酸、鋭い、急速な
[áksi, ók-]

ギリシャ語 *oxys*（鋭い、酸っぱい）
＜英語 sharp, acid＞

oxyphil(e) = oxy- + -phil(e)
好酸性(の)　　酸　　愛する

oxycephaly	尖頭症	-cephaly【頭】
oxygen	酸素	-gen【生成物】
oxygenase	オキシゲナーゼ	-ase【酵素】
oxyhemoglobin	オキシヘモグロビン/酸化血色素	hemoglobin（ヘモグロビン）

コラム　酸素は酸っぱい？

　現在では、酸の性質は水素イオンによることが明らかになっていますが、17世紀頃までは、酸は「先のとがった針のような粒子からできているので、舌を刺激して酸っぱく感じるもの」と説明されていました。そのため、酸は物質が酸素と化合することによりできると考えられていました。1771年、スウェーデンの薬剤師シェーレが酸素を発見しましたが、新元素と気づきませんでした。1777年、フランスの化学者ラボアジェが酸素の存在を確認し、ギリシャ語 *oxys*（酸っぱい）+ *genes*（生まれた）から、その気体を oxygène と名づけました。

340 ★ pachy- 厚い
[pǽki]

ギリシャ語 *pachys*（厚い）
＜英語 thick＞

pachyderma = pachy- + -derma
強皮症、硬皮症　　厚い　　皮膚

pachymeningitis	硬(髄)膜炎	mening-【髄膜】+ -it is【炎症】
pachyonychia	爪肥厚(症)	onych-【爪】+ -ia【病態】
pachyperitonitis	肥厚性腹膜炎	peritone-【腹膜】+ -it is【炎症】

341 ★ -pagus　結合体、接着双生児　ギリシャ語 *pagos*（固定されたもの）
[pəgəs] ＜英語　conjoined twins＞

cephalopagus	= cephalo-	+ -pagus
頭結合体	頭	結合体

craniopagus	頭蓋結合体	cranio-【頭蓋】
iliopagus	腸骨結合体	ilio-【腸骨】
rachiopagus	脊椎結合体	rachio-【脊椎】
somatopagus	体幹結合児	somato-【体】
thoracopagus	胸結合体	thoraco-【胸郭】

注　釈
-pagus と結びついている最初の部分が結合している部位を表します。例えば、craniopagus の場合、結合部位は cranio- で「頭蓋」となります。

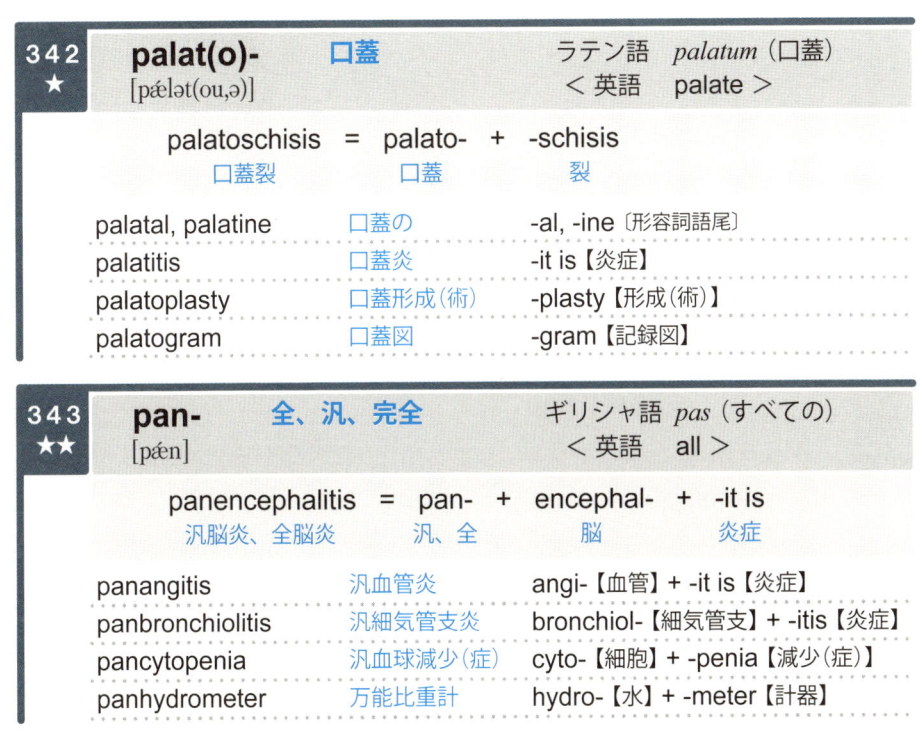

342 ★ palat(o)-　口蓋　ラテン語 *palatum*（口蓋）
[pǽlət(ou,ə)] ＜英語　palate＞

palatoschisis	= palato-	+ -schisis
口蓋裂	口蓋	裂

palatal, palatine	口蓋の	-al, -ine〔形容詞語尾〕
palatitis	口蓋炎	-it is【炎症】
palatoplasty	口蓋形成（術）	-plasty【形成（術）】
palatogram	口蓋図	-gram【記録図】

343 ★★ pan-　全、汎、完全　ギリシャ語 *pas*（すべての）
[pǽn] ＜英語　all＞

panencephalitis	= pan-	+ encephal-	+ -it is
汎脳炎、全脳炎	汎、全	脳	炎症

panangitis	汎血管炎	angi-【血管】+ -it is【炎症】
panbronchiolitis	汎細気管支炎	bronchiol-【細気管支】+ -itis【炎症】
pancytopenia	汎血球減少（症）	cyto-【細胞】+ -penia【減少（症）】
panhydrometer	万能比重計	hydro-【水】+ -meter【計器】

注　釈

Pan は「全〜」「総〜」「汎〜」を表すギリシャ語 *pas*（すべての：結合形 *pan*）を語源とし、*pan* + *akos*（治癒）から成る panacea（万能薬）や *pan* + *kreas*（肉）から成る pancreas（膵臓）のように、もともとはギリシャ語の借用語のみについていました。現在では Pan-American（汎米の）のように、一集団のすべての分派を統合したものを示し、医学英語でも panencephalitis（汎［全］脳炎）のように「全、汎、完全」を表す意味の語を作ります。

---

344 ★★★　pancreat(o)-　膵臓
[pǽnkriət(ou,ə)]　　ギリシャ語　*pankreas*（スイートブレッド）
＜英語　pancreas＞

pancreatitis ＝ pancreat- ＋ -it is
膵炎　　　　　　膵臓　　　　　炎症

pancreatic	膵臓の	-ic〔形容詞語尾〕
pancreatography	膵（管）撮影（法）	-graphy【記述法】
pancreatolithiasis	膵石症	-lithiasis【結石症】
pancreatopathy	膵臓疾患	-pathy【病気】

---

345 ★　papill(o)-　乳頭
[pǽpil(ou,ə)]　　ラテン語　*papilla*（乳頭）
＜英語　nipple, papilla＞

papilloma ＝ papill- ＋ -oma
乳頭腫　　　　乳頭　　　腫瘍

papillary	乳頭（状）の	-ary〔形容詞語尾〕
papilledema	乳頭水腫	-edema【水腫】
papilloplasty	乳頭形成（術）	-plasty【形成（術）】
papillotomy	乳頭切開（術）	-tomy【切開（術）】

---

346 ★★　para-　近く、異常、副
[pǽrə]　　ギリシャ語　*para*（近くに、向こうに）
＜英語　beside, beyond, faulty＞

paraplegia ＝ para- ＋ -plegia
対麻痺　　　　近く　　　麻痺

paracyesis	子宮外妊娠	cyesis（ギリシャ語 *kyesis*：妊娠）
paraesthesia	感覚異常	-esthesia【感覚】
paralysis	麻痺	-lysis【溶解】
parasite	寄生虫	site（ギリシャ語 *sitos*：食べ物）

347 ★ -para 分娩
[pərə]
ラテン語 *parere*（産む）
＜英語 delivery＞

multipara = multi- + -para
経産婦　　　多い　　分娩

nullipara	未経産婦	null（ラテン語 *nullus*：ない）
primipara	初産婦	primi（ラテン語 *primus*：第一の）

348 ★ parasympatho- 副交感神経
[pærəsimpəθou, -θə]
para-【副】+ sympatho-【交感神経】
＜英語 parasympathetic nerve＞

parasympatholytic = parasympatho- + -lytic
副交感神経遮断の、副交感神経遮断薬　副交感神経　　分解の

parasympathetic	副交感神経の	-ic〔形容詞語尾〕
parasympathomimetic	副交感神経（様）作用の	-mimetic【模倣】
parasympathotonia	副交感神経緊張（症）	-tonia【緊張(症)】

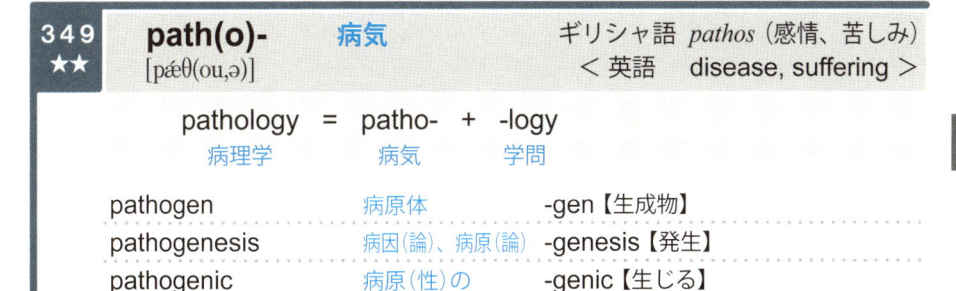

349 ★★ path(o)- 病気
[pǽθ(ou,ə)]
ギリシャ語 *pathos*（感情、苦しみ）
＜英語 disease, suffering＞

pathology = patho- + -logy
病理学　　　病気　　学問

pathogen	病原体	-gen【生成物】
pathogenesis	病因(論)、病原(論)	-genesis【発生】
pathogenic	病原(性)の	-genic【生じる】
pathosis	病態	-osis【状態】

350 ★★★ -pathy 病気
[pəθi]
ギリシャ語 *pathos*（感情、苦しみ）
＜英語 disease, suffering＞

nephropathy = nephro- + -pathy
ネフロパシー[腎症]　　腎臓　　病気

angiopathy	血管障害	angio-【血管】
cardiomyopathy	心筋症	cardio-【心臓】+ myo-【筋肉】
idiopathy	特発性疾患	idio-【特異的】
neuropathy	ニューロパチー[神経障害]	neuro-【神経】

注 釈

-pathy の形容詞形は -pathic になります。

angiopathy	→	angiopathic
cardiomyopathy	→	cardiomyopathic
idiopathy	→	idiopathic
nephropathy	→	nephropathic
neuropathy	→	neuropathic

---

351 ★ ped(o)- [píːd(ou, ə), pé-]　小児　足　ギリシャ語 *pais*（子供）＜英語 child＞　ラテン語 *pes*（足）＜英語 foot＞

pedophilia ＝ pedo- ＋ -philia
小児性愛症　　小児　　〜を好む病爱

orthopedics	整形外科	ortho-【まっすぐな】＋ -ics【学問】
pediatrics	小児科学	-iatrics【医療】
pedicure	足治療	cure（治療）
pedometer	ペドメータ[歩数計]	-meter【計器】

コラム　整形外科の始まり

　整形外科（orthopedics）は、ギリシャ語 *orthos*（まっすぐな）＋ *pais*（小児）＋ 接尾辞 *-ikos* から成ります。現在では、整形外科は高齢者医療のイメージが強いのですが、もともとの出発点は、子供の手足の変形を治療する分野として、外科から枝分かれした分野です。中世ヨーロッパでは、くる病、脊椎カリエス、けがなどにより手足や体が不自由な子供たちは、世間から不当な扱いを受け、非行に走ることがありました。18 世紀、パリ大学学長のニコラス・アンドリィは「子供たちの手足や体を直せば、立派な人間になるだろう」という考えのもと L'Orthpedie（整形術）を出版しました。これが近代整形外科の始まりといわれています。

---

352 ★★ pelvi(o)- [pélvi(ou,ə)]　骨盤、腎盂　ラテン語 *pelvis*（たらい）＜英語 pelvis＞

pelvimetry ＝ pelvi- ＋ -metry
骨盤計測（法）　　骨盤　　測定法

pelvic	骨盤の、腎盂の	-ic〔形容詞語尾〕
pelvioperitonitis	骨盤腹膜炎	peritone-【腹膜】＋ -it is【炎症】
pelvioplasty	骨盤[腎盂]形成(術)	-plasty【形成(術)】
pelvioscopy	腎盂検査(法)	-scopy【検査法】

353 ★★★ -penia [píːniə] 欠乏(症)、減少(症)　ギリシャ語 *penia*（貧乏）　＜英語　deficiency＞

erythro(cyto)penia	=	erythro-	+ cyto-	+ -penia
赤血球減少(症)		赤色	細胞	減少(症)

granulo(cyto)penia	顆粒球減少(症)	granulo-【顆粒】
leuko(cyto)penia	白血球減少(症)	leuko-【白色】
lympho(cyto)penia	リンパ球減少(症)	lympho-【リンパ】
sideropenia	鉄欠乏症	sidero-【鉄】
thrombo(cyto)penia	血小板減少(症)	thrombo-【血小板】

注　釈

-penia の形容詞形は -penic になります。

erythro(cyto)penia	→	erythro(cyto)penic
granulo(cyto)penia	→	granulo(cyto)penic
leuko(cyto)penia	→	leuko(cyto)penic
lympho(cyto)penia	→	lympho(cyto)penic
sideropenia	→	sideropenic
thrombo(cyto)penia	→	thrombo(cyto)penic

コラム　貧乏の女神ペニア

　医学の世界では penia は「欠乏(症)、減少(症)」としてよく用いられる用語ですが、この語源は、上に示したようにギリシャ語の *penia*（貧乏）に由来しています。古代ギリシャの哲学者 Plato（プラトン）は、彼の代表作『饗宴』の中で、貧乏の女神としてペニア（Penia）を登場させています。

354 ★ peps-, pept- [péps] [pépt]　消化　ギリシャ語 *pepsis*（消化）　＜英語　digestion＞

peptide	=	pept-	+	-ide
ペプチド		消化		化合物

pepsic, peptic	消化性の、ペプシンの	-ic〔形容詞語尾〕
pepsin	ペプシン	-in【(化学)物質】
pepsinuria	ペプシン尿(症)	-uria【尿の状態】

355 ★★ -pepsia, -pepsis 消化
[pépsiə] [pépsis]
ギリシャ語 *pepsis*（消化）
＜英語 digestion ＞

dyspepsia = dys- + -pepsia
消化不良　　困難　　　消化

bradypepsia	消化緩徐	brady-【遅い】
hyperpepsia	病的急速消化	hyper-【亢進】
hypopepsia	消化減退	hypo-【低下】
proteopepsis	タンパク消化	proteo-【タンパク質】

356 ★★ per- 通過、過〜
[pər]
ラテン語 *per*（通して）
＜英語 through ＞

percutaneous = per- + cutaneous
経皮の　　　　通過　　皮膚の

peracid	過酸	acid（酸）
perchlorate	過塩素酸塩	chlor-【塩素】+ -ate【〜酸塩】
perforate	貫通する	forate（ラテン語 *forare*：穴をあける）
perfuse	灌流する	fuse（ラテン語 *fundere*：注ぐ）

357 ★★★ peri- 周囲、近く
[péri]
ギリシャ語 *peri*（周りの、近くの）
＜英語 around, near ＞

pericarditis = peri- + cardi- + -it is
心膜炎　　　　周囲　　心臓　　炎症

periarterial	動脈周囲の	arterial（動脈の）
perinatal	周産期の	natal（出生の）
periphery	末梢	phery（ギリシャ語 *pherein*：運ぶ）
peristalsis	ぜん動	stalsis（ギリシャ語 *stalsis*：収縮）

358 ★ perineo- 会陰
[perini:ou, -ni:ə]
ギリシャ語 *peri*（周囲）+ *inan*（空にする）
＜英語 perineum ＞

perineocele = perineo- + -cele
会陰ヘルニア　　会陰　　　ヘルニア

perineal	会陰の	-al〔形容詞語尾〕
perineorrhaphy	会陰縫合（術）	-rrhaphy【外科的縫合】
perineotomy	会陰切開（術）	-tomy【切開（術）】

359 ★ perioste(o)- 骨膜
[peri:ɑsti:(ou,ə),-ɔs-]

ギリシャ語 *peri*（周囲）+ *osteon*（骨）
＜英語　periosteum＞

periost(e)oma = perioste- + -oma
骨膜腫　　　　　骨膜　　　腫瘍

periosteal, periosteous	骨膜の	-al, -ous〔形容詞語尾〕
periosteomyelitis	骨膜骨髄炎	myel-【骨髄】+ -it is【炎症】
periost(e)osis	骨膜症	-osis【病態】
periost(e)otomy	骨膜切開(術)	-tomy【切開(術)】

360 ★★ peritone(o)- 腹膜
[peritəni(ou,ə)]

ギリシャ語　*peri*（周囲）+ *teinein*（伸びる）
＜英語　peritoneum＞

peritoneocentesis = peritoneo- + -centesis
腹膜穿刺　　　　　　腹膜　　　　外科的穿刺

peritoneal	腹膜の	-al〔形容詞語尾〕
peritoneoclysis	腹腔内灌流	-clysis【洗浄】
peritoneoscope	腹腔鏡	-scope【鏡】
peritonitis	腹膜炎	-it is【炎症】

361 ★★ -pexy 固定
[peksi]

ギリシャ語　*pexia*（固定）
＜英語　fixation＞

hysteropexy = hystero- + -pexy
子宮固定(術)　子宮　　　固定

hepatopexy	肝臓固定(術)	hepato-【肝臓】
peritoneopexy	腹膜固定(術)	peritoneo-【腹膜】
proctopexy	直腸固定(術)	procto-【直腸】
scapulopexy	肩甲骨固定(術)	scapulo-【肩甲骨】

362 ★★ phag(o)- 食べること
[fǽg(ou,ə)]

ギリシャ語　*phagein*（食べる）
＜英語　eating＞

phagocyte = phago- + -cyte
食細胞　　　食べること　細胞

bacteriophage	バクテリオファージ	bacterio-【細菌】
macrophage	マクロファージ	macro-【大きい】
phagocytosis	食作用	-cytosis【細胞増加(症)】
phagomania	貪食症	-mania【～狂】

363 ★★ -phagia, -phagy　食べること　ギリシャ語 *phagein*（食べる）
[féidʒiə]　　[fədʒi]　　　　　　　　< 英語　eating >

dysphagia, dysphagy　=　dys-　+　-phagia, -phagy
嚥下困難　　　　　　　　困難　　　食べること

aerophagia, aerophagy	空気嚥下症	aero-【空気】
hyperphagia	過食症	hyper-【過剰】
odynophagia	嚥下痛	odyno-【痛み】
polyphagia	多食症	poly-【多い】

364 ★ phall(o)-　陰茎　ギリシャ語 *phallos*（陰茎）
[fǽl(ou,ə)]　　　　　　　　< 英語　penis >

phallectomy　=　phall-　+　-ectomy
陰茎切除(術)　　　陰茎　　切除(術)

phallic	陰茎の	-ic〔形容詞語尾〕
phallitis	陰茎炎	-it is【炎症】
phalloid	陰茎様の	-oid【形】
phalloplasty	陰茎形成(術)	-plasty【形成(術)】

365 ★★ pharmac(o)-　薬　ギリシャ語 *pharmakon*（薬）
[fɑ́ːrmək(ou,ə)]　　　　　< 英語　medicine >

pharmacotherapy　=　pharmaco-　+　-therapy
薬物療法　　　　　　　　薬　　　　　治療

pharmacist	薬剤師	-ist〔名詞語尾〕
pharmacodynamics	薬(動)力学	dynamics（力学）
pharmacokinetics	薬物動態学	kinet-【運動】+ -ics【学問】
pharmacology	薬理学	-logy【学問】

366 ★★★ pharyng(o)-　咽頭　ギリシャ語 *pharynx*（のど）
[fəríŋg(ou,ə)]　　　　　　< 英語　pharynx >

pharyngotonsillitis　=　pharyng-　+　tonsill-　+　-it is
咽頭扁桃炎　　　　　　　咽頭　　　　扁桃　　　炎症

laryngopharynx	咽頭喉頭部	laryngo-【喉頭】
pharyngeal	咽頭の	-al〔形容詞語尾〕
pharyngitis	咽頭炎	-it is【炎症】
pharyngoscope	咽頭鏡	-scope【鏡】

367 ★★★

-phil(e) 愛する、親和性がある　ギリシャ語 *philos*（親愛な、愛する）
[fil,fail]　　　　　　　　　　　　　　＜英語　loving, fond＞

-philia 〜を好む病気［傾向］　ギリシャ語 *philia*（情愛）
[fíliə]　　　　　　　　　　　　　　＜英語　affection＞

hydrophilia = hydro- + -philia
親水性　　　　水　　　〜を好む傾向

-phil(e)	-philic	-philia	語根
basophil(e) 好塩基球	basophilic 好塩基(性)の	basophilia 好塩基球増加(症)	baso-【塩基】
eosinophil(e) 好酸球	eosinophilic 好酸性の	eosinophilia 好酸球増加(症)	eosin（エオシン）
hemophil(e) 好血性の	hemophilic 血友病の	hemophilia 血友病	hemo-【血液】
hydrophil(e) 親水性物質	hydrophilic 親水性の	hydrophilia 親水性	hydro-【水】
neutrophil(e) 好中球	neutrophilic 好中球(性)の、好中性の	neutrophilia 好中球増加(症)	neutro-【中性】
pedophile 小児性愛者	pedophilic 小児性愛の	pedophilia 小児性愛	ped-【小児】
zoophile 動物愛好者	zoophilic 動物愛の	zoophilia 動物性愛	zoo-【動物】

注　釈

-philia で終わる名詞に接尾辞 -ac をつけることにより、名詞に対応する「〜の患者」という名詞、時に philic と同じ意味の形容詞を作ります。

hemophilia　→　hemophiliac：血友病患者、血友病の（=hemophilic）
pedophilia　→　pedophiliac：小児性愛者、小児性愛の（=pedophilic）

368 ★★

phleb(o)-　静脈　　　ギリシャ語 *phleps*（静脈）
[fléb(ou,ə)]　　　　　　　＜英語　vein＞

phlebothrombosis = phlebo- + thromb- + -osis
静脈血栓症　　　　　静脈　　　血栓　　　病態

phlebitis	静脈炎	-it is【炎症】
phlebogram	静脈造影(図)	-gram【記録図】
phlebosclerosis	静脈硬化(症)	-sclerosis【硬化(症)】
phlebotomy	静脈切開(術)	-tomy【切開(術)】

369 ★★★ -phobia 恐怖(症)
[fóubiə]

ギリシャ語 *phobos*（恐怖）+ *ia*（病態）
＜英語　phobia, fear ＞

gynephobia = gyne- + -phobia
女性恐怖(症)　　女性　　恐怖(症)

acrophobia	高所恐怖症	acro-【先端】
androphobia	男性恐怖(症)	andro-【男性】
photophobia	光恐怖症	photo-【光】
schoolphobia	学校恐怖症、学校嫌い	school（学校）

注　釈

Phobia は -phobia で終わる名詞から抽出され「恐怖症、～嫌い」という意味で英語化しています：I have a phobia about snakes （私は蛇が嫌いだ）

Phobia の形容詞形は phobic です。同様に -phobia の形容詞形も -phobic になります。

acrophobia	→	acrophobic
androphobia	→	androphobic
gynephobia	→	gynephobic
photophobia	→	photophobic
schoolphobia	→	schoolphobic

370 ★★ phon(o)- 音声
[fóun(ou,ə)]

ギリシャ語 *phone*（音声）
＜英語　voice, sound ＞

phonocardiography = phono- + cardio- + -graphy
心音図検査(法)　　　　音声　　心臓　　記述法

phoniatrics	音声医学	-iatrics【医療】
phonoangiography	血管音図法	angio-【血管】+ -graphy【記述法】
phonocatheter	心音カテーテル	catheter（カテーテル）
phonophobia	音(声)恐怖症	-phobia【恐怖(症)】

371 ★ -phonia 音声
[fóuniə]

ギリシャ語 *phone*（音声）
＜英語　voice, sound ＞

aphonia = a- + -phonia
無声症、失声症　ない　音声

dysphonia	発声障害	dys-【障害】
hyperphonia	発声過度、高声	hyper-【過剰】
odynophonia	オディノフォニア[発声時疼痛]	odyno-【痛み】
oxyphonia	音声高鋭	oxy-【鋭い】

372 ★★ phosph(o)-, phosphor(o)- リン

[fásf(ou,ə),fɔ́s-] [fásfər(ou,ə),fɔ́s-]

ギリシャ語 *phos*（光）+ *phoros*（運ぶもの）
＜ 英語　phosphorus ＞

phosphate ＝ phosph- ＋ -ate
リン酸塩　　　　　リン　　　〜酸塩

phosphatase	ホスファターゼ	-ase【酵素】
phospholipid	リン脂質	lipid（脂質）
phosphorescence	リン光	-escence【光り始めること】
phosphorolysis	加リン酸分解	-lysis【分解】

注 釈

Phosphor- に接尾辞 -ic をつけた形 phosphoric は「5価のリンを含む」、-ous をつけた形 phosphorous は「3価のリンを含む」という意味の形容詞を作ります。

コラム　金星とリン

1669年ドイツの錬金術師ブラントが、空気中で自然発火し、まぶしく光る物質を発見しました。彼はラテン語 *phosphorus*（明けの明星、金星）にちなんで、この物質を phosphorus（リン）と命名しました。

373 ★★ phot(o)- 光

[fóut(ou,ə)]

ギリシャ語 *phos*（光）
＜ 英語　light ＞

photosynthesis ＝ photo- ＋ synthesis
光合成　　　　　　　光　　　合成

photochemical	光化学的な	chemical（化学の）
photodermatitis	光線皮膚炎	dermat-【皮膚】＋ -it is【炎症】
photology	光線学	-logy【学問】
photosensitivity	光（線）過敏症	sensitivity（感受性）

374 ★★ phren(o)-, phrenic(o)- 横隔膜、精神

[frén(ou,ə)] [frénik(ou,ə)]

ギリシャ語 *phren*（横隔膜、心）
＜ 英語　diaphragm, mind, soul ＞

phrenicotomy ＝ phrenico- ＋ -tomy
横隔神経切断（術）　　横隔膜　　切開（術）

phrenalgia	横隔（膜）痛、精神痛	-algia【痛み】
phrenic	横隔膜の、精神の	-ic〔形容詞語尾〕
phrenoplegia	横隔膜麻痺	-plegia【麻痺】
phrenotropic	精神向性の、精神作用性の	-tropic【向性の】

コラム　横隔膜と心

古代ギリシャの哲学者プラトン（Plato：B.C.427-347）は、彼の思想の中で、魂は3つの部分、すなわち頭、胸（心臓）、横隔膜の下に宿ると述べ、この思想はヨーロッパで長く信じられていました。プラトンは特に、肝臓が魂の創造と関わっている最も重要な器官として認めていました。この肝臓が横隔膜の下にあることから、当時、心や魂（*phren*）は横隔膜の下に宿ると考えられていました。

---

375 ★ -phrenia　精神状態
[fríːniə]

ギリシャ語 *phren*（横隔膜、心）+ *ia*（状態）
＜ 英語　mental condition ＞

schizophrenia = schizo- + -phrenia
統合失調症　　　　分裂　　　　精神状態

bradyphrenia	精神緩慢	brady-【遅い】
orthophrenia	正常精神状態	ortho-【正しい】
hebephrenia	破瓜病	hebe（ギリシャ語 *hebe*：思春期）

376 ★ -physis　成長
[fəsis]

ギリシャ語 *physis*（成長）
＜ 英語　growth ＞

epiphysis = epi- + -physis
骨端　　　　上　　　成長

apophysis	（骨）突起	apo-【分離】
diaphysis	骨幹	dia-【通って】
hypophysis	下垂体	hypo-【下】
metaphysis	骨幹端	meta-【間に】

377 ★ placent(o)-　胎盤
[plæsent(ou,ɑ,ɔ), plə-]

ギリシャ語 *plakoenta*（平たいケーキ）
＜ 英語　placenta ＞

placentotherapy = placento- + -therapy
胎盤組織療法　　　　胎盤　　　　治療

placental	胎盤（性）の	-al〔形容詞語尾〕
placentitis	胎盤炎	-it is【炎症】
placentoma	胎盤腫	-oma【腫瘍】
placentotoxin	胎盤性毒素	toxin（毒素）

コラム　プラセンタとケーキ

　プラセンタ（placenta）は現在、美白・美肌、アンチエージングに効果があるとして女性に人気があります。胎盤を用いた胎盤製剤の歴史は古く、紀元前にヒポクラテスによって紹介され，その後中世ヨーロッパで治療に用いられていました。クレオパトラやマリー・アントワネットなどの絶世の美女もアンチエージングと美容目的で愛用したといわれています。本来、古代ローマ人が主食のパン代わりに食べていた「丸いお菓子」を placenta といっていましたが、胎盤がこれに似ていたことから、placenta は「胎盤」を意味するようになったそうです。

---

378 ★　-plakia　斑の状態
[pléikiə]

ギリシャ語 *plax*（平面）+ *ia*（状態）
< 英語　patch, plaque >

leukoplakia	= leuko-	+ -plakia
白斑症	白色	斑の状態

erythroplakia	紅斑症	erythro-【赤色】
malacoplakia	マラコプラキア	malaco-【軟らかい】
melanoplakia	黒斑症	melano-【黒色】

---

379 ★★　-plasia　形成、発育
[pléiziə]

ギリシャ語 *plasis*（鋳造）+ *ia*（状態）
< 英語　formation >

aplasia	= a-	+ -plasia
無形成（症）、形成不全（症）	ない	形成

anaplasia	退形成、退生	ana-【後へ】
dysplasia	形成異常（症）、異形成	dys-【障害】
hyperplasia	過形成、増生	hyper-【過剰】
hypoplasia	発育不全、形成不全	hypo-【低下】
metaplasia	化生	meta-【変化して】

注釈

-plasia の形容詞形は -plastic になります。

aplasia	→	aplastic
anaplasia	→	anaplastic
dysplasia	→	dysplastic
hyperplasia	→	hyperplastic
hypoplasia	→	hypoplastic
metaplasia	→	metaplastic

380 ★★ plasm(o)- 血漿、プラスマ、原形質　ギリシャ語 *plasma*（形成されたもの）
[plǽzm(ou,ə)]　　　　　　　　　　　　＜英語　plasma＞

　　　plasmacytosis ＝ plasma ＋ -cytosis
　　　プラズマ[形質]細胞増加症　プラスマ　　細胞増加(症)

plasmacyte	プラズマ[形質]細胞	-cyte【細胞】
plasmatic, plasmic	血漿の、プラスマの	-ic〔形容詞語尾〕
plasmolysis	プラスモリシス[原形質分離]	-lysis【分解】
plasmorrhexis	細胞崩壊	-rrhexis【破裂】

381 ★★ -plasm 形成されたもの　ギリシャ語 *plasma*（形成されたもの）
[plǽzm]　　　　　　　　　　　　　　＜英語　something formed＞

　　　cytoplasm ＝ cyto- ＋ -plasm
　　　細胞質　　　細胞　　形成されたもの

endoplasm	内質	endo-【内】
metaplasm	後形質	meta-【後に】
mycoplasm	マイコプラズマ	myco-【真菌】
neoplasm	新生物、腫瘍	neo-【新しい】

コラム　plasma の意味

　Plasma とは、物理領域ではプラスとマイナスが同数あり中性で、自由に動きまわる荷電粒子の集まりのことをいいます。プラズマテレビ（plasma TV）は、この plasma の性質を利用して、文字や画像を表示するテレビのことをいいます。Plasma はギリシャ語 *plasma*（形成されたもの）に由来し、入れ物の形に従って形を変えることができる物質という意味で、アメリカの化学者のラングミュアにより 1928 年に命名されました。Plasma は物理学以外でも使われ、生物学の分野では「細胞質（＝cytoplasm）」、医学の分野では「血漿、リンパ漿」を表します。ちなみに plasma は日本語でプラスマ、プラズマの両方の読みが可能です。

382 ★★★ -plasty 形成(術)　ギリシャ語 *plastos*（形成された）
[plǽsti]　　　　　　　　　　　　　　＜英語　formation, plastic surgery＞

　　　angioplasty ＝ angio- ＋ -plasty
　　　血管形成(術)　　血管　　形成(術)

arthroplasty	関節形成(術)	arthro-【関節】
dermatoplasty	皮膚形成(術)	dermato-【皮膚】
mammaplasty	乳房形成(術)	mamma-【乳房】
thoracoplasty	胸郭形成(術)	thoraco-【胸郭】

383 ★★★ -plegia　麻痺
[plíːdʒiə]

ギリシャ語 *plege*（一打）
< 英語　paralysis, palsy >

cardioplegia = cardio- + -plegia
心臓麻痺　　　　心臓　　　麻痺

hemiplegia	片麻痺	hemi-【半分】
monoplegia	単麻痺	mono-【1】
paraplegia	対麻痺	para-【近く】
quadriplegia	四肢麻痺	quadri-【4】

注　釈

-plegia の形容詞形は -plegic になります。

cardioplegia	→	cardioplegic
hemiplegia	→	hemiplegic
monoplegia	→	monoplegic
paraplegia	→	paraplegic
quadriplegia	→	quadriplegic

384 ★★ pleur(o)-　胸膜、肋骨
[pluːr(ou,ə)]

ラテン語 *pleura*（肋骨、脇）
< 英語　pleura, rib >

pleuracentesis = pleura + -centesis
胸膜穿刺　　　　胸膜　　　外科的穿刺

pleural	胸膜[肋膜]の	-al〔形容詞語尾〕
pleuralgia	胸膜痛	-algia【痛み】
pleuritis	胸膜炎	-it is【炎症】
pleuropneumonia	胸膜肺炎	pneumon-【肺】+ -ia【病態】

385 ★★★ -pnea　呼吸
[pníːə]

ギリシャ語 *pnoia*（呼吸）
< 英語　breathing, breath >

apnea = a- + -pnea
無呼吸　ない　呼吸

bradypnea	徐呼吸、呼吸緩徐	brady-【遅い】
dyspnea	呼吸困難	dys-【困難】
hyperpnea	過呼吸、呼吸亢進	hyper-【過剰】
orthopnea	起座呼吸	ortho-【まっすぐな】
tachypnea	頻呼吸、多呼吸	tachy-【速い】

注 釈

-pnea の形容詞形は -pneic になります。

apnea	→	apneic
bradypnea	→	bradypneic
dyspnea	→	dyspneic
hyperpnea	→	hyperpneic
orthopnea	→	orthopneic
tachypnea	→	tachypneic

---

386 ★★　pneumat(o)-　空気、呼吸　ギリシャ語 *pneuma*（空気、息）
[njúːmət(ou,ə)]　　　　　　　　　　＜ 英語　air, breath ＞

　　pneumatosis　＝　pneumat-　＋　-osis
　　気腫、気症　　　　空気　　　　　病態

pneumatocele　　気瘤　　　　　　-cele【腫れ】
pneumatic　　　　空気の　　　　　-ic〔形容詞語尾〕
pneumatocele　　気瘤　　　　　　-cele【腫れ】
pneumaturia　　　気尿（症）　　　-uria【尿の状態】

---

387 ★★★　pneum(o)-, pneumon(o)-　肺、空気　ギリシャ語 *pneumon*（肺）
[njúːm(ou,ə)] [njúːmən(ou,ə)]　　　　＜ 英語　lung, air ＞

　　pneumograph　＝　pneumo-　＋　-graph
　　ニューモグラフ[呼吸記録器]　　肺　　　　記録器

pneumococcus　　　　　　肺炎球菌　　-coccus【球菌】
pneumology　　　　　　　呼吸器学　　-logy【学問】
pneumonia, pneumonitis　肺炎　　　　-ia【病態】、-it is【炎症】
pneumothorax　　　　　　気胸　　　　thorax（胸部）

注 釈

　Pneumonia、pneumonitis ともに日本語では「肺炎」となっていますが、正確にいえば炎症している場所によって違いがあります。すなわち炎症が実質（肺胞内）にある場合はpneumonia を用い、間質にある場合は pneumonitis を用います。ただし、間質性肺炎は通例、英語で interstitial pneumonia です。

388 ★ pod(o)-, -pod 足
[pɔ́d(ou,ə), pá-] [pád, pɔ́d]

ギリシャ語 *pous*（足）
＜英語　foot＞

	podospasm	= podo-	+ -spasm
	足痙攣	足	痙攣
podalgia, pododynia	足痛		-algia, -odynia【痛み】
podedema	足部浮腫		-edema【浮腫】
pseudopod	偽足		pseudo-【偽】
tetrapod	四足類		tetra-【4】

コラム　パンダの学名

ジャイアントパンダの学名は *Ailuropoda melanoleuca*（アイルロポダ・メラノレウカ）といいます。これはギリシャ語に由来し *ailuro*（猫）+ *poda*（足）+ *melano*（黒）+ *leuca*（白）から成り、「白黒の猫足」から「ジャイアントパンダ」を表すようになりました。

389 ★★★ -poiesis 形成、生成
[pɔiíːsis]

ギリシャ語 *poiesis*（作ること）
＜英語　formation, making＞

	erythropoiesis	= erythro-	+ -poiesis
	赤血球形成	赤色	形成
granulopoiesis	顆粒球形成		granulo-【顆粒】
hemopoiesis, hematopoiesis	造血		hemo-, hemato-【血液】
leukopoiesis	白血球形成		leuko-【白色】
lymphopoiesis	リンパ球形成		lympho-【リンパ】
myxopoiesis	粘液生成		myxo-【粘液】

注　釈

-poiesis の形容詞形は -poietic になります。

erythropoiesis	→	erythropoietic
granulopoiesis	→	granulopoietic
hemopoiesis, hematopoiesis	→	hemopoietic, hematopoietic
leukopoiesis	→	leukopoietic
lymphopoiesis	→	lymphopoietic
myxopoiesis	→	myxopoietic

390 ★ polio- 灰白質、灰色
[póuliou]
ギリシャ語 *polios*（灰色）
< 英語　polio, gray >

poliodystrophy	= polio-	+ dys-	+ -trophy
ポリオジストロフィ［灰白異栄養（症）］	灰白質	異常	栄養

polioencephalitis	灰白脳炎	encephal-【脳】+ -it is【炎症】
poliomyelitis	ポリオ［灰白髄炎］	myel-【脊髄】+ -it is【炎症】
poliosis	白毛（症）	-osis【病態】
poliovirus	ポリオウィルス	virus（ウィルス）

391 ★★★ poly- 多い
[páli, póli]
ギリシャ語 *polys*（多い）
< 英語　much, many >

polyuria	= poly-	+ -uria
多尿（症）	多い	尿の状態

polyarteritis	多発性動脈炎	arteri-【動脈】+ -it is【炎症】
polyethylene	ポリエチレン	ethylene（エチレン）
polyneuropathy	多発性神経障害	neuro-【神経】+ -pathy【病気】
polyphagia	多食（症）	-phagia【食べること】

注　釈
化学の領域では poly- は「重合体」の意味を表します。
　polypeptide　ポリペプチド
　polysaccharide　ポリサッカリド、多糖類
　polynucleotide　ポリヌクレオチド

392 ★★★ post- 後、次
[póust]
ラテン語 *post*（後方）
< 英語　after >

postgastrectomy	= post-	+ gastr-	+ -ectomy
胃切除後	後	胃	切除（術）

postmenopausal	閉経後の	menopausal（閉経期の）
postnatal	出生後の	natal（出生の）
postoperative	術後の	operative（手術の）
postpartum	分娩後の	partum（ラテン語 *partum*：出産）

393 ★★★ postero- 　後方
[pástərou, pó-]

ラテン語 *post*（後ろ）+ 比較級 *-ior*
＜英語　after, later, behind ＞

posterosuperior = postero- + superior
　後上（方）の　　　　後方　　　上位の

posteroanterior	後前の	anterior（前の）
posterolateral	後外側の	lateral（側面の）
posterointernal	後内側の	internal（内の）
posteromedian	後正中の	median（中央の）

394 ★★★ pre- 　前
[pri:]

ラテン語 *prae*（前）
＜英語　before ＞

preclinical = pre- + clinical
　前臨床の　　　前　　臨床の

pregnant	妊娠した	gnant（ラテン語 *(g)natus*：生まれた）
premedication	前投薬	medication（投薬）
prenatal	出生前の	natal（出生の）
preoperative	術前の	operative（手術の）

395 ★★★ pro- 　前、前駆物質
[prou]

ギリシャ語 *pro*（前）
＜英語　before, forward ＞

prohormone = pro- + hormone
　プロホルモン　　前　　ホルモン

prodrug	プロドラッグ	drug（薬）
progeria	早老症	ger-【老人】+ -ia【病態】
prognosis	予後	gnosis（ギリシャ語 *gnosis*：知識）
promyelocyte	前骨（髄）細胞	myelo-【骨髄】+ -cyte【細胞】

396 ★★ proct(o)- 　肛門、直腸
[prákt(ou), prɔ́-]

ギリシャ語 *proktos*（肛門）
＜英語　anus, rectum ＞

proctoscope = procto- + -scope
　直腸鏡　　　　直腸　　鏡

proctectomy	直腸切除（術）	-ectomy【切除（術）】
proctitis	直腸炎	-it is【炎症】
proctocele	直腸脱	-cele【ヘルニア】
proctology	直腸病学、肛門病学	-logy【学問】

397 ★ -proof　耐える、防ぐ　　ラテン語 *proba*（検査）
[prú:f]　　　　　　　　　　　＜英語　proof＞

　　　fireproof　＝　fire　＋　-proof
　　　耐火性の　　　火　　　耐える

heatproof	耐熱性の	heat（熱）
quakeproof	耐震性の	quake（震え）
soundproof	防音性の	sound（音）
waterproof	防水性の	water（水）

398 ★★ prostat(o)-　前立腺　　ギリシャ語 *pro*（前に）+ *states*（立つもの）
[prάstət(ou,ə), prɔ́-]　　　　＜英語　prostate＞

　　　prostatomegaly　＝　prostato-　＋　-megaly
　　　前立腺肥大　　　　　前立腺　　　　肥大

prostatectomy	前立腺切除（術）	-ectomy【切除（術）】
prostatic	前立腺の	-ic〔形容詞語尾〕
prostatitis	前立腺炎	-it is【炎症】
prostatolithotomy	前立腺切石術	litho-【石】+ -tomy【切開（術）】

399 ★ proteo-, protein-　タンパク質　ギリシャ語 *proteios*（主要な、根源の）
[próutiou,-tiə] [próuti:n]　　＜英語　protein＞

　　　proteolysis　＝　proteo-　＋　-lysis
　　　タンパク質分解　　タンパク質　　分解

proteinase	プロテイナーゼ〔タンパク分解酵素〕	-ase【酵素】
proteinosis	タンパク症	-osis【病態】
proteinuria	タンパク尿	-uria【尿の状態】
proteometabolism	タンパク代謝	metabolism（代謝）

コラム　用語 protein の誕生

　1838 年、化学者ベルセリウスが、化学者ムルダーに宛てた手紙の中で、**protéine** という言葉を初めて使いました。彼は、繊維素やアルブミンに含まれる有機酸化物が、動物性の栄養素の中で基本的で重要な物質だと思ったことから、ギリシャ語 *proteios*（主要な）を語源として、この物質に **protéine** という名前をつけることを提案しました。同年ムルダーは、この有機酸化物、すなわちタンパク質を表すのに、この語を最初に科学論文で使用しました。今日英語で使われている **protein** は、ドイツ語 **Protein** が 1907 年英国に伝わったものです。

400 ★★ pseud(o)- 偽
[sjúːd(ou,ə)]

ギリシャ語 *pseudes*（偽りの）
＜英語　false＞

pseudocyst ＝ pseudo- ＋ -cyst
偽(性)嚢胞　　　　偽　　　　嚢

pseudogene	偽遺伝子	gene（遺伝子）
pseudoinfluenza	偽(性)インフルエンザ	influenza（インフルエンザ）
pseudomembrane	偽膜	membrane（膜）
psudopregnancy	偽[想像]妊娠	pregnancy（妊娠）

401 ★★★ psych(o)- 精神、心
[sáik(ou,ə)]

ギリシャ語 *psyche*（魂、心）
＜英語　soul, mind, spirit＞

psychiatry ＝ psych- ＋ -iatry
精神医学　　　精神　　　医療

psychic	精神の	-ic〔形容詞語尾〕
psychology	心理学	-logy【学問】
psychosis	精神病	-osis【病態】
psychotherapy	精神[心理]療法	-therapy【治療】

コラム　プシュケと心

ギリシャ語 *psyche*（心、魂）を人格化したプシュケ（Psyche）は、ギリシャ神話に登場する絶世の美女です。彼女は試練を乗り越え、愛の神エロス（148 erot(o)- コラム参照）と再会し、神の一員となりました。彼女は、愛を支えるのは相手を信じる「心（*psyche*）」であることを恋人たちに伝える役目を担っています。

402 ★★ -ptosis 下垂
[tóusis]

ギリシャ語 *ptosis*（落ちること）
＜英語　falling＞

blepharoptosis ＝ blepharo- ＋ -ptosis
眼瞼下垂(症)　　　　眼瞼　　　　下垂

gastroptosis	胃下垂(症)	gastro-【胃】
hysteroptosis	子宮下垂(症)	hystero-【子宮】
proctoptosis	脱肛	procto-【肛門】
visceroptosis	内臓下垂(症)	viscero-【内臓】

403 ★ pulmo-, pulmon- 肺
[pʌ́lmou,-mə][pʌ́lmən]

ラテン語 *pulmon*（肺）
＜英語 lung＞

pulmonectomy = pulmon- + -ectomy
肺切除（術）　　　　肺　　　切除（術）

pulmoaortic	肺・大動脈の	aortic（大動脈の）
pulmolith	肺石	-lith【石】
pulmonary	肺の	-ary〔形容詞語尾〕

コラム　軽い臓器

「肺」を表す英語は lung ですが、その形容詞形はラテン語 *pulmon*（肺）を語源とし、それに形容詞語尾 -ary をつけた形 pulmonary です。一方、lung は古英語 *lungen* に由来し、これは light（軽い）を意味していました。古くは、肺は他の臓器より「軽い」ものと考えられていたことによります。

404 ★★ pupill(o)- 瞳孔
[pjúːpil(ou,ə)]

ラテン語 *pupilla*（小さな人形）
＜英語 pupil＞

pupillometer = pupillo- + -meter
瞳孔計　　　　瞳孔　　　計器

pupillary	瞳孔の	-ary〔形容詞語尾〕
pupillography	瞳孔記録	-graphy【記述法】
pupillometry	瞳孔測定	-metry【測定法】
pupillomotor	瞳孔運動の	motor（ラテン語 *motor*：動かすこと）

コラム　小さい人形

英語 pupil（瞳孔）はラテン語 *pupilla* に由来します。この *pupilla* は *pupa*（少女、人形）＋「小さい」を表す接尾辞 *-la* からできていて「小さな人形」を意味します。これは、相手の目を見た時に、その人の瞳に映っている自分の小さな像からこう呼ばれました。ちなみに日本語の「瞳」も、人を見た時に瞳に小さい像が見えるので「目」＋「童」から「瞳」という字になったといわれています。

405 ★★ pyel(o)- 腎盂、骨盤
[páiəl(ou,ə)]
ギリシャ語 *pyelos*（たらい）
＜英語　pelvis＞

pyelonephritis	=	pyelo-	+	nephr-	+	-it is
腎盂腎炎		腎盂		腎臓		炎症

pyelectasia	腎盂拡張（症）	-ectasia【拡張（症）】
pyelography	腎盂尿管造影（法）	-graphy【記述法】
pyelolithotomy	腎盂切石（術）	litho-【石】+ -tomy【切開（術）】
pyeloplasty	腎盂形成（術）	-plasty【形成（術）】

406 ★ pylor(o)- 幽門
[pailɔ́:r(ou,ə)]
ギリシャ語 *pyloros*（門番）
＜英語　pylorus＞

pyloritis	=	pylor-	+	-it is
幽門炎		幽門		炎症

pyloric	幽門の	-ic〔形容詞語尾〕
pyloromyotomy	幽門筋層切開（術）	myo-【筋肉】+ -tomy【切開（術）】
pyloroplasty	幽門形成（術）	-plasty【形成（術）】
pylorospasm	幽門痙攣	-spasm【痙攣】

コラム　胃の門番

胃の出口には門番にあたる弁があり、これを幽門（pylorus）といいます。幽門は普段は閉じていますが、胃の中で消化された食物が、幽門が開かれることによって十二指腸に流れ込みます。幽門は、胃潰瘍や胃炎、さらには胃がんを引き起こす原因菌、ピロリ菌が最初に発見された場所です。ピロリ菌の学名 *Helicobacter pylori* は、ギリシャ語 *helix*（らせん）+ *baktron*（細菌、桿菌）、そして発見場所である幽門の語源 *pyloros*（門番）から成り立っています。

407 ★ pyo- 化膿、膿
[páiou, páiə]
ギリシャ語 *pyon*（膿）
＜英語　pus＞

pyorrhea	=	pyo-	+	-rrhea
膿胸		膿		漏出

pyoderma	膿皮症	-derma【皮膚】
pyogenesis	化膿	-genesis【形成】
pyonephritis	化膿性腎炎	nephr-【腎臓】+ -it is【炎症】
pyosis	化膿症	-osis【病態】

408 ★ pyr(o)- 熱、火
[páir(ou,ə)]

ギリシャ語 *pyr*（火）
< 英語　fever, fire >

pyrosis = pyr- + -osis
胸焼け　　熱　　病態

antipyretic	解熱の、解熱薬	anti-【反】、-ic〔形容詞語尾〕
pyrogen	発熱物質	-gen【生成物】
pyrolysis	熱分解	-lysis【分解】

409 ★ quadr(i)- 4
[kwádrə, kwɔ́-]

ラテン語 *quattuor*（4）
< 英語　four >

quadriplegia = quadri- + -plegia
四肢麻痺　　　4　　麻痺

quadrangle	四角形	angle（角）
quadriceps	四頭筋	ceps（ラテン語 *caput*：頭）
quadrigeminy	四段脈	geminy（ラテン語 *geminus*：対の片方）
quadrisection	四分割	section（切断）

410 ★ rachi(o)- 脊椎、脊髄
[réiki(ou,ə)]

ギリシャ語 *rhachis*（背骨）
< 英語　spine, spinal cord >

rachicentesis = rachi- + -centesis
脊椎穿刺　　　脊椎　　外科的穿刺

rachischisis	脊椎披裂、二分脊椎	-schisis【裂】
rachiopagus	脊椎結合体	-pagus【結合体】
rachioplegia	脊髄麻痺	-plegia【麻痺】
rachiotomy	脊椎切除（術）	-tomy【切開（術）】

注　釈

「脊椎」と「脊髄」はよく混同されて使われることがありますが、両者には違いがあります。「脊椎」とは骨のことで、一般に背骨といわれています。一方「脊髄」は脊椎の中にある神経の束のことをいいます。

411 ★★★ radio- 　　放射線（X線）、橈骨
[réidiou,-diə]　　ラテン語　*radius*（光線）
＜英語　radius, radiation＞

radiotherapy	= radio-	+ -therapy
放射線治療	放射線	治療

radioactivity	放射能	activity（活動）
radiodermatitis	放射線皮膚炎	dermat-【皮膚】+ -it is【炎症】
radiology	放射線医学	-logy【学問】
radiosodium	放射性ナトリウム	sodium（ナトリウム）
radioulnar	橈骨尺骨の	ulnar（尺骨の）

注　釈

Radio- には「放射線、X線」以外に、上記の radiosodium のように元素名に付いて「放射性同位元素」、そして「橈骨」の3つの意味があります。橈骨（radius）とは、前腕の親指側にある長骨のことです。本来ラテン語 *radius* は「一点から放散する光」のことを表しますが、これが転じて車輪のスポーク（車輪の軸と輪とを放射状につなぐ細い棒）を意味するようになりました。また解剖学上、橈骨と尺骨との関係が車輪のスポークに似ているところから、橈骨は radius と呼ばれるようになりました。

412 ★★ re-　　再び、後方へ
[ri:, ri]　　ラテン語　*re*（再び、後方へ）
＜英語　again, back＞

reaction	= re-	+ action
反応	後方へ	動き

rebound	リバウンド	bound（跳ね上がり）
relapse	再発（する）	lapse（逸脱）
reoperation	再手術	operation（手術）
reproduction	再現、生殖	production（生産）

413 ★★ rect(o)-　　直腸
[rékt(ou,ə)]　　ラテン語　*rectus*（まっすぐな）
＜英語　rectum＞

rectitis	= rect-	+ -itis
直腸炎	直腸	炎症

rectal	直腸の	-al〔形容詞語尾〕
rectocele	直腸瘤	-cele【腫れ】
rectoscope	直腸鏡	-scope【鏡】
rectotomy	直腸（肛門）切開（術）	-tomy【切開（術）】

414 ★★ ren(o)- 腎臓
[ríːn(ou,ə), ré-]   ラテン語 *ren*（腎臓）
＜英語　kidney＞

renomegaly	= reno-	+ -megaly
腎肥大(症)	腎臓	肥大

renal	腎臓の	-al〔形容詞語尾〕
renin	レニン	-in【(化学)物質】
renogram	レノグラム	-gram【記録図】
renovascular	腎血管性の	vascular(血管)

415 ★ reticul(o)- 細網、網状
[ritíkjul(ou,ə)]   ラテン語 *reticulum*（小さな網）
＜英語　reticulum＞

reticulohistiocytosis	= reticulo-	+ histio-	+ cyto-	+ -osis
細網組織球増殖症	細網	組織	細胞	病態

reticular	網状の	-ar〔形容詞語尾〕
reticulocyte	網状赤血球	-cyte【細胞】
reticuloid	レチクロイド[類細網症,細網症様の]	-oid【類似】
reticulosis	細網(症)	-osis【病態】

416 ★★★ retin(o)- 網膜
[rétin(ou,ə)]   ラテン語 *rete*（網）
＜英語　retina＞

retinoscope	= retino-	+ -scope
レチノスコープ[検影鏡]	網膜	鏡

retinal	網膜の、レチナール	-al〔形容詞語尾〕
retinitis	網膜炎	-it is【炎症】
retinoblastoma	網膜芽腫	blast-【芽】+ -oma【腫瘍】
retinopathy	網膜症	-pathy【病気】

417 ★★ retro- 後方、逆
[rétrou]   ラテン語 *retro*（後ろ）
＜英語　back, backward, behind＞

retroperitonitis	= retro-	+ peritone-	+ -it is
腹膜後炎	後方	腹膜	炎症

retroflextion	後屈	flextion(屈曲)
retrograde	逆[退]行性の	grade(ラテン語 *gradi*：行く)
retroplasia	退行変性	-plasia【形成】
retroposition	後位	position(位置)

418 ★ rhabdomyo- 横紋筋
[ræbdoumai(ou,ə)]
ギリシャ語 *rhabdos*（棒、杖）+ *mys*（筋肉）
＜ 英語　striated muscle ＞

rhabdomyosarcoma = rhabdomyo- + sarc- + -oma
横紋筋肉腫　　　　　横紋筋　　　　肉　　　　腫瘍

rhabdomyoblast	横紋筋芽細胞	-blast【芽】
rhabdomyolysis	横紋筋融解症	-lysis【溶解】
rhabdomyoma	横紋筋肉腫	-oma【腫瘍】

419 ★★★ rhin(o)- 鼻
[ráin(ou,ə)]
ギリシャ語 *rhis*（鼻）
＜ 英語　nose ＞

rhinitis = rhin- + -it is
鼻炎　　　鼻　　　炎症

rhinoplasty	鼻形成(術)、造鼻術	-plasty【形成(術)】
rhinorrhea	鼻漏	-rrhea【漏出】
rhinostenosis	鼻腔閉塞	-stenosis【狭窄】
rhinoscope	鼻鏡	-scope【鏡】

420 ★★★ -rrhagia, -rrhage 過剰漏出
[réidʒiə,-dʒə] [ridʒ]
ギリシャ語 *rhegnynai*（急に飛び出す）
＜ 英語　excessive flow ＞

gastrorrhagia = gastro- + -rrhagia
胃出血　　　　　胃　　　　過剰漏出

hemorrhagia, hemorrhage	出血	hemo-【血液】
menorrhagia	月経過多	meno-【月経】
metrorrhagia	子宮出血	metro-【子宮】
stomatorrhagia	口内出血、歯肉出血	stomato-【口】

421 ★★★ -rrhaphy 外科的縫合
[rəfi]
ギリシャ語 *rhaphe*（縫合）
＜ 英語　suture ＞

aortorrhaphy = aorto- + -rrhaphy
大動脈縫合　　　大動脈　　外科的縫合

duodenorrhaphy	十二指腸縫合(術)	duodeno-【十二指腸】
enterorrhaphy	腸縫合(術)	entero-【腸】
herniorrhaphy	ヘルニア縫縮(術)	hernio-【ヘルニア】
osteorrhaphy	骨縫合(術)	osteo-【骨】

422 ★★★ -rrhea 漏出、流出
[ríːə]
ギリシャ語 *rhoia*（流れ）
＜ 英語　flow, leakage ＞

gastrorrhea ＝ gastro- ＋ -rrhea
胃液分泌過多（症）　胃　　漏出

dacryorrhea	流涙（症）	dacryo-【涙嚢】
diarrhea	下痢	dia-【通って】
rhinorrhea	鼻漏	rhino-【鼻】
seborrhea	脂漏（症）	sebo-【脂肪】

423 ★★★ -rrhexis 破裂
[réksis]
ギリシャ語 *rhexis*（破裂）
＜ 英語　rupture ＞

amniorrhexis ＝ amnio- ＋ -rrhexis
破水　　羊水　　破裂

arteriorrhexis	動脈破裂	arterio-【動脈】
enterorrhexis	腸破裂	entero-【腸】
metrorrhexis	子宮破裂	metro-【子宮】
ophthalmorrhexis	眼球破裂	ophthalmo-【眼】

注　釈

420～423 の rhagia、rhaphy、rhea、rhexis のように rh で始まるギリシャ語由来の単語は、接辞あるいは語根がその前に置かれると、通例 r が加わり rrh となります：gastro<u>r</u>rhagia、aorto<u>r</u>rhaphy、dia<u>r</u>rhea、amnio<u>r</u>rhexis

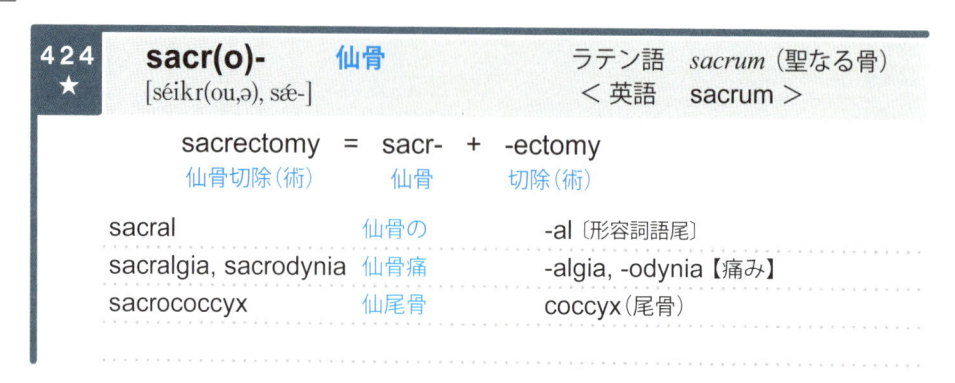

424 ★ sacr(o)- 仙骨
[séikr(ou,ə), sǽ-]
ラテン語 *sacrum*（聖なる骨）
＜ 英語　sacrum ＞

sacrectomy ＝ sacr- ＋ -ectomy
仙骨切除（術）　仙骨　　切除（術）

sacral	仙骨の	-al〔形容詞語尾〕
sacralgia, sacrodynia	仙骨痛	-algia, -odynia【痛み】
sacrococcyx	仙尾骨	coccyx（尾骨）

425 ★★ salping(o)- 卵管、耳管
[sælpiŋg(ou,ə)]
ギリシャ語 *salpinx*（ラッパ）
＜英語　salpinx＞

salpingitis	=	salping-	+ -it is
卵管炎、耳管炎		卵管、耳管	炎症

salpingectomy	卵管摘除（術）	-ectomy【切除（術）】
salpingorrhagia	卵管出血	-rrhagia【過剰漏出】
salpingorrhapy	卵管縫合	-rrhapy【外科的縫合】
salpingoscopy	卵管検査（法）	-scopy【検査法】

426 ★ sarc(o)- 肉、筋
[sá:rk(ou,ə)]
ギリシャ語 *sarx*（肉）
＜英語　flesh＞

sarcoidosis	=	sarc-	+	-oid	+ -osis
サルコイドーシス[類肉腫症]		肉		類似	病態

sarcoma	肉腫	-oma【腫瘍】
sarcoplasm	筋形質	-plasm【形成されたもの】
sarcous	（筋）肉の	-ous〔形容詞語尾〕
sarcopenia	サルコペニア[筋肉減少症]	-penia【減少（症）】

427 ★ scapul(o)- 肩甲骨
[skǽpjul(ou,ə)]
ラテン語 *scapulae*（肩甲骨、肩）
＜英語　scapula, shoulder blade＞

scapulopexy	=	scapulo-	+ -pexy
肩甲骨固定術		肩甲骨	固定

scapular	肩甲骨の	-ar〔形容詞語尾〕
scapulectomy	肩甲骨切除（術）	-ectomy【切除（術）】
scapulalgia, scapulodynia	肩甲（骨）痛	-algia, -odynia【痛み】

428 ★ scat(o)- 糞便
[skéit(ou,ə)]
ギリシャ語 *skor*（糞）
＜英語　feces＞

scatoscopy	=	scato-	+ -scopy
糞便検査（法）		糞便	検査法

scatemia	腸性中毒、宿便中毒	-emia【血液の状態】
scatology	糞便学	-logy【学問】
scatoma	糞腫	-oma【腫瘍】
scatophagy	食糞症、汚食症	-phagy【食べること】

429 ★★ -schisis 裂
[skísis]
ギリシャ語 *schisis*（裂けること）
＜英語　cleavage＞

cranioschisis ＝ cranio- ＋ -schisis
頭蓋（披）裂、二分頭蓋　　頭蓋　　　裂

cheiloschisis	口唇裂	cheilo-【唇】
gastroschisis	胃壁（破）裂	gastro-【胃】
rachischisis	脊椎披裂、二分脊椎	rachi-【脊椎】
uranoschisis	口蓋（披）裂	urano-【口蓋】

430 ★ schisto- 分裂
[ʃístou,-tə]
ギリシャ語 *schistos*（分裂）
＜英語　split, cleft＞

schistocyte ＝ schisto- ＋ -cyte
シストサイト［分裂赤血球］　分裂　　細胞

schistoglossia	舌裂	gloss-【舌】＋ -ia【状態】
schistosome	住血吸虫	some（ギリシャ語 *soma*：体）
schistosomiasis	住血吸虫症	-iasis【病態】
schistothorax	胸裂	thorax（胸郭）

431 ★ schiz(o)- 分裂
[skíz(ou,ə)]
ギリシャ語 *schizein*（裂ける）
＜英語　split＞

schizoid ＝ schizo- ＋ -oid
統合失調質　　分裂　　形

schizogenesis	分裂生殖	-genesis【形成】
schizophrenia	統合失調症	-phrenia【精神状態】
schizotonia	分裂性緊張	-tonia【緊張（症）】
schizotrichia	毛尖分裂症	trich-【毛髪】＋ -ia【病態】

432 ★★ scler(o)- 硬い、強膜
[sklíːr(ou,ə)]
ギリシャ語 *skleros*（硬い）
＜英語　hard, sclera＞

sclerokeratitis ＝ sclero- ＋ kerat- ＋ -itis
強膜角膜炎　　　　硬い　　　角膜　　炎症

scleral	強膜の	-al〔形容詞語尾〕
scleredema	浮腫[水腫]性硬化（症）	-edema【浮腫】
scleritis	強膜炎	-itis【炎症】
scleroderma	強皮症	-derma【皮膚】

433 ★★ -sclerosis 硬化症
[skli:róusis]

ギリシャ語 *sklerosis*（硬くなること）
＜英語　sclerosis＞

arteriosclerosis = arterio- + -sclerosis
動脈硬化（症）　　　動脈　　　硬化症

atherosclerosis	アテローム性動脈硬化（症）	athero-【粥状】
cerebrosclerosis	脳硬化（症）	cerebro-【脳】
glomerulosclerosis	糸球体硬化（症）	glomerulo-【糸球体】
nephrosclerosis	腎硬化（症）	nephro-【腎臓】

注釈

Sclerosis（硬化症）の形容詞形は sclerotic（硬化症の、強膜の）です。同様に -sclerosis の形容詞形も -sclerotic となります。

arteriosclerosis	→	arteriosclerotic
atherosclerosis	→	atherosclerotic
cerebrosclerosis	→	cerebrosclerotic
glomerulosclerosis	→	glomerulosclerotic
nephrosclerosis	→	nephrosclerotic

434 ★★★ -scope 鏡　-scopy 検査法
[skoup]　[skəpi]

ギリシャ語 *skopein*（見る）
＜英語　viewing＞

endoscope = endo- + -scope
内視鏡　　　内　　　鏡

-scope	-scopy	語根
bronchoscope 気管支鏡	bronchoscopy 気管支鏡検査（法）	broncho- 【気管支】
endoscope 内視鏡	endoscopy 内視鏡検査（法）	endo- 【内】
laparoscope 腹腔鏡	laparoscopy 腹腔鏡検査（法）	laparo- 【腹】
microscope 顕微鏡	microscopy 顕微鏡検査（法）	micro- 【小さい】
ophthalmoscope 検眼鏡	ophthalmoscopy 検眼鏡検査（法）	ophthalmo- 【眼】

注 釈

-scope の形容詞形は -scopic または -scopical になります。

bronchoscope	→	bronchoscopic(al)
endoscope	→	endoscopic(al)
laparoscope	→	laparoscopic(al)
microscope	→	microscopic(al)
ophthalmoscope	→	ophthalmoscopic(al)

---

435 ★ **seb(o)-**　　皮脂、脂肪　　ラテン語　*sebum*（獣脂）
[séb(ou,ə)]　　　　　　　　　　　　＜英語　sebum＞

　　seborrhea　＝　sebo-　＋　-rrhea
　　脂漏(症)　　　　脂肪　　　　漏出

| sebaceous | 皮脂(性)の | -aceous〔形容詞語尾〕 |
| sebolith | 皮脂(腺結)石 | -lith【結石】 |

---

436 ★★ **semi-**　　半分　　ラテン語　*semis*（半分）
[sémi]　　　　　　　　　　　　　＜英語　half＞

　　semicoma　＝　semi-　＋　coma
　　半昏睡　　　　　半分　　　　昏睡

semiconductor	半導体	conductor（導体）
semiplacenta	半胎盤	placenta（胎盤）
semisolid	半固形の	solid（固形の）
semisynthetic	半合成の	synthetic（合成の）

---

437 ★ **sept(o)-**　　（鼻）中隔　　ラテン語　*saeptum*（仕切り、囲い）
[sépt(ou,ə)]　　　　　　　　　　　　＜英語　septum＞

　　atrioseptoplasty　＝　atrio-　＋　septo-　＋　-plasty
　　心房中隔形成(術)　　　心房　　　　中隔　　　　形成(術)

septoplasty	鼻中隔形成(術)	-plasty【形成(術)】
septal	中隔の	-al〔形容詞語尾〕
septonasal	鼻中隔の	nasal（鼻の）
septostomy	中隔開口(術)	-stomy【外科的開口部】

注 釈

Septo- とよく似た形に sept(i)- あるいは septic(o)- があります。Sept(i)- はラテン語 *septem*（7）に由来し「7」を、septic(o)- はギリシャ語 *sepsis*（腐敗）に由来し「敗血症」を表します。

sept(i)-　：septivalent（7価　valent：原子価）
septic(o)-：septicemia（敗血症　-emia【血液の状態】）

Septicemia は sepsis と同様「敗血症」を意味しますが、septicemia は血液中に細菌や毒素が広がることにより起こる全身性の疾患のことをいいます。一方、sepsis は血液や組織中に細菌や毒素が存在する状態をいいます。

---

438 ★　sero-　漿液、血清
[síːrou, -rə]
ラテン語 *serum*（乳清）
＜英語　serum＞

serology = sero- + -logy		
血清学　　　血清　　　学問		
seroma	漿液腫	-oma【腫瘍】
serotherapy	血清療法	-therapy【治療】
serotonin	セロトニン	ton（ギリシャ語 *tonos*：緊張）+ -in【物質】
serous	漿液(性)の、血清の	-ous〔形容詞語尾〕

---

439 ★★　sial(o)-　唾液（腺）
[sáiəl(ou,ə)]
ギリシャ語 *sialon*（唾液）
＜英語　saliva＞

sialagogue = sial- + -agogue		
唾液分泌促進薬　唾液　促進物質		
sialectasis	唾液腺拡張(症)	-ectasis【拡張(症)】
sial(o)adenitis	唾液腺炎	aden-【腺】+ -it is【炎症】
sialolithiasis	唾石症	-lithiasis【結石症】
sialography	唾液腺造影(法)	-graphy【記述法】

---

440 ★　sider(o)-　鉄
[sídər(ou,ə)]
ギリシャ語 *sideros*（鉄）
＜英語　iron＞

sideropenia = sidero- + -penia		
鉄欠乏症　　　鉄　　欠乏(症)		
hemosiderin	ヘモジデリン[血鉄素]	hemo-【血液】、-in【物質】
sideroblast	シデロブラスト[鉄芽球]	-blast【芽】
siderocyte	シデロサイト[担鉄赤血球]	-cyte【細胞】
siderosis	シデローシス[鉄沈着症]	-osis【病態】

441 ★ sigmoid(o)- S状結腸
[sigmɔid(ou,ə)]
ギリシャ語 *sigma* (S) + *eides* (類似)
＜英語　sigmoid＞

sigmoidoproctostomy = sigmoido- + procto- + -stomy
S状結腸直腸吻合(術)　　S状結腸　　直腸　　外科的開口部

sigmoidectomy	S状結腸切除(術)	-ectomy【切除(術)】
sigmoiditis	S状結腸炎	-it is【炎症】
sigmoidopexy	S状結腸固定(術)	-pexy【固定】
sigmoidoscope	S状結腸鏡	-scope【鏡】

442 ★ sinistr(o)- 左
[sinistr(ou,ə)]
ラテン語 *sinister* (左)
＜英語　left＞

sinistrocardia = sinistro- + -cardia
左心症　　　　　左　　　　心臓

sinistral	左の	-al〔形容詞語尾〕
sinistrocerebral	左脳半球の	cerebral(大脳の)
sinistromanual	左(手)利きの	manual(手の)

443 ★ sino-, sinus(o)- 洞、副鼻腔
[sáin(ou,ə)] [sáinəs(ɑ,ɔ)]
ラテン語 *sinus* (空洞、ひだ)
＜英語　sinus＞

sinography = sino- + -graphy
副鼻腔造影(法)　　洞　　　記述法

sinoatrial	洞房の	atrial(心房性の)
sinusoid	洞様の	-oid【類似】
sinusitis	副鼻腔炎	-it is【炎症】
sinusotomy	洞切開(術)	-tomy【切開(術)】

444 ★★ somat(o)- 体
[soumæt(ou,ə)]
ギリシャ語 *soma* (体)
＜英語　body＞

somatalgia = somat- + -algia
体性痛　　　　体　　　　痛み

somatic	体性の、身体の	-ic〔形容詞語尾〕
somatotherapy	身体療法	-therapy【治療】
somatotopy	体性局在	-topy【場所】
somatotropic	成長ホルモンの	-tropic【向性の】

445 ★★★ -spasm 痙攣
[spǽzm]
ギリシャ語 *spasmos*（痙攣）
＜英語 spasm＞

bronchospasm = broncho- + -spasm
気管支痙攣　　　気管支　　　痙攣

algospasm	疼痛性痙攣	algo-【痛み】
blepharospasm	眼瞼痙攣	blepharo-【眼瞼】
gastrospasm	胃痙攣	gastro-【胃】
vasospasm	血管痙攣	vaso-【血管】

446 ★ spasmo- 痙攣
[spǽzm(ou,ə)]
ギリシャ語 *spasmos*（痙攣）
＜英語 spasm＞

spasmogen = spasmo- + -gen
スパスモーゲン　　痙攣　　生成物

spasmogenic	スパスモーゲンの	-genic【生じる】
spasmolysis	鎮痙	-lysis【溶解】
spasmolytic	鎮痙の、鎮痙薬	-lytic【溶解の】

447 ★★ spectro- スペクトル、分光
[spéktr(ou,ə)]
ラテン語 *spectrum*（像）
＜英語 spectrum＞

spectrophotometry = spectro- + photo- + -metry
分光測光（法）　　　分光　　　光　　　測定法

spectrochemistry	分光化学	chemistry（化学）
spectrograph	スペクトログラフ	-graph【記録器】
spectrometer	スペクトロメータ［分光計］	-meter【計器】
spectroscope	分光器	-scope【鏡】

448 ★ spermat(o)- 精液、精子
[spəːrmǽt(ou,ə)]
ギリシャ語 *sperma*（種）
＜英語 sperm＞

spermatocide = spermato- + -cide
殺精子薬　　　精子　　　殺す薬剤

spermatic	精液の、精子の	-ic〔形容詞語尾〕
spermatocele	精液瘤	-cele【腫れ】
spermatocyte	精母細胞	-cyte【細胞】
spermatogenesis	精子形成、造精機能	-genesis【形成】

449 ★ spheno- 蝶形骨、楔状
[sfíːn(ou,ə)]

ギリシャ語 *sphen*（楔）
＜英語　wedge, sphenoid (bone)＞

sphenocephaly ＝ spheno- ＋ -cephaly
楔状頭　　　　　楔状（セツジョウ）　　頭

sphenoid	蝶形骨（の）	-oid【形】
sphenoidostomy	蝶形骨洞開口（術）	-stomy【外科的開口部】
sphenoiditis	蝶形骨洞炎	-it is【炎症】
sphenomaxillary	蝶形骨上顎骨の	maxillary（上顎の）

450 ★ spher(o)- 球
[sfíːr(ou,ə)]

ギリシャ語 *sphaira*（球）
＜英語　sphere＞

spherocyte ＝ sphero- ＋ -cyte
球状赤血球　　　球　　　　細胞

spherocytosis	球状赤血球症	-cytosis【細胞増加（症）】
spherometer	球面計	-meter【計器】
spheric	球（状）の	-ic〔形容詞語尾〕

451 ★ -sphere 球
[sfíər]

ギリシャ語 *sphaira*（球）
＜英語　sphere＞

hemisphere ＝ hemi- ＋ -sphere
半球　　　　　半分　　　球

astrosphere	星状体	astro-【星】
centrosphere	中心球	centro-【中心】
chromosphere	彩層	chromo-【色】
microsphere	マイクロスフィア［小球体］	micro-【小さい】

452 ★ sphygm(o)- 脈拍
[sfígm(ou,ə)]

ギリシャ語 *sphygmos*（脈）
＜英語　pulse, sphygmus＞

sphygmograph ＝ sphygmo- ＋ -graph
脈波計　　　　　脈拍　　　　記録器

sphygmogram	脈波曲線	-gram【記録図】
sphygmomanometer	血圧計	mano（ギリシャ語 *manos*：薄い）＋ -meter【計器】
sphygmoid	脈波様の	-oid【類似】
sphygmoscope	スフィグモスコープ	-scope【鏡】

453 ★ spin(o)- 棘、脊椎
[spáin(ou,ə)]
ラテン語 *spina*（棘）
< 英語 spinal cord, spine >

spinogram = spino- + -gram
脊椎X線像　　脊椎　　記録図

spinal	脊髄の、脊椎の、棘の	-al〔形容詞語尾〕
spinobulbar	脊髄延髄の	bulbar（延髄の）
spinomuscular	脊髄筋(肉)の	muscular（筋肉の）
spinoneural	脊髄末梢神経の	neural（神経の）

454 ★ spir(o)- コイル、らせん　呼吸
[spáir(ou,ə)]
ギリシャ語 *speira*（コイル）< 英語 spiral, coil >
ラテン語 *spirare*（呼吸する）< 英語 respiration >

spirogram = spiro- + -gram
スパイログラム[呼吸曲線]　呼吸　記録図

spiral	らせんの	-al〔形容詞語尾〕
spirochete	スピロヘータ	chete（ギリシャ語 *chaite*：毛髪）
spirograph	呼吸運動記録器	-graph【記録器】
spirometer	スパイロメータ[肺活量計]	-meter【計器】

455 ★ splanchn(o)- 内臓
[splǽŋkn(ou,ə)]
ギリシャ語 *splanchnon*（内臓）
< 英語 viscera, internal organ >

splanchnotomy = splanchno- + -tomy
内臓解剖　　　　内臓　　　切開(術)

splanchnic	内臓の	-ic〔形容詞語尾〕
splanchnicectomy	内臓神経切除(術)	-ectomy【切除(術)】
splanchnology	内臓学	-logy【学問】
splanchnoptosis	内臓下垂	-ptosis【下垂】

456 ★★★ splen(o)- 脾臓
[splí:n(ou,ə)]
ギリシャ語 *splen*（脾臓）
< 英語 spleen >

hepatosplenomegaly = hepato- + spleno- + -megaly
肝脾腫大(症)　　　　肝臓　　　脾臓　　　腫大

splenalgia	脾(臓)痛	-algia【痛み】
splenectomy	脾摘出(術)	-ectomy【切除(術)】
splenic	脾臓の	-ic〔形容詞語尾〕
splenitis	脾炎	-it is【炎症】

457 ★★ spondyl(o)- 脊椎、椎骨
[spándəl(ou,ə), spó-]
ギリシャ語 *spondylos*（脊椎）
＜英語　vertebra＞

spondylolysis = spondylo- + -lysis
脊椎分離（症）　　脊椎　　　分解

spondylitis	脊椎炎	-it is【炎症】
spondyloarthritis	脊椎関節炎	arthr-【関節】+ -it is【炎症】
spondylolisthesis	脊椎すべり症	olisthesis（ギリシャ語 *olisthesis*：逸脱）
spondylosis	脊椎症	-osis【病態】

458 ★ spongi(o)- 海綿
[spʌ́ndʒi(ou, ə)]
ギリシャ語 *spongia*（海綿）
＜英語　sponge＞

spongioblastoma = spongio- + blast- + -oma
（神経）海綿芽細胞腫　　海綿　　　芽　　　腫瘍

spongiform	海綿状の	-form【形】
spongioblast	海綿芽細胞	-blast【芽】
spongiocyte	神経膠細胞、束状帯細胞	-cyte【細胞】
spongiosis	海綿状態	-osis【状態】

459 ★★ staphyl(o)- ブドウ（球菌）、口蓋垂
[stǽfəl(ou,ə)]
ギリシャ語　*staphyle*（ブドウの房）
＜英語　grape, uvula＞

staphylococcus = staphylo- + -coccus
ブドウ球菌　　　　ブドウ　　　球菌

staphyloma	ブドウ（膜）腫	-oma【腫瘍】
staphyloplasty	口蓋垂形成（術）	-plasty【形成（術）】
staphyloptosis	口蓋垂下垂（症）	-ptosis【下垂】
staphylotoxin	ブドウ球菌毒素	toxin（毒素）

460 ★★★ -stasis 静止
[stéisis]
ギリシャ語 *stasis*（静止）
＜英語　stasis＞

cholestasis = chole- + -stasis
胆汁うっ滞　　胆汁　　　静止

homeostasis	ホメオスタシス[恒常性]	homeo-【同種】
metastasis	転移	meta-【変化して】
phlebostasis	静脈うっ血	phlebo-【静脈】
venostasis	静脈うっ血	veno-【静脈】

注 釈

-stasis の形容詞形は -static になります。

bacteriostasis*	→	bacteriostatic
cholestasis	→	cholestatic
homeostasis	→	homeostatic
metastasis	→	metastatic
phlebostasis	→	phlebostatic
venostasis	→	venostatic

＊ 45 bacteri(o)- 参照

---

461 ★ stear(o)-, steat(o)- 脂肪
[stíːər(ou,ə)] [stíːət(ou,ə)]

ギリシャ語 *stear*（獣脂）
＜ 英語　fat ＞

steatolysis ＝ steato- ＋ -lysis
脂肪融解　　　　脂肪　　　　溶解

stearin	ステアリン	-in【物質】
stearrhea, steatorrhea	脂肪便	-rrhea【漏出】
steatitis	脂肪組織炎	-it is【炎症】
steatosis	脂肪症、脂肪変性	-osis【病態】

---

462 ★ steno- 狭い
[sténou,-nə]

ギリシャ語 *stenos*（狭い）
＜ 英語　narrow ＞

stenocephaly ＝ steno- ＋ -cephaly
狭頭症、狭窄頭蓋　　狭い　　　頭

stenocardia	狭心症	-cardia【心臓】
stenosis	狭窄（症）	-osis【病態】
stenothorax	胸郭狭窄	thorax（胸郭）
stenotic	狭窄した	-ic〔形容詞語尾〕

---

463 ★★ -stenosis 狭窄（症）
[stinóusis]

ギリシャ語 *stenos*（狭い）＋ *osis*（状態）
＜ 英語　stenosis ＞

angiostenosis ＝ angio- ＋ -stenosis
血管狭窄（症）　　　血管　　　狭窄（症）

bronchostenosis	気管支狭窄（症）	broncho-【気管支】
pharyngostenosis	咽頭狭窄（症）	pharyngo-【咽頭】
restenosis	再狭窄	re-【再び】
tracheostenosis	気管狭窄（症）	tracheo-【気管】

464 ★ stereo- 立体
[steriou,-riə]

ギリシャ語 *stereos*（固い）
＜英語 solid＞

stereoscope = stereo- + -scope
立体鏡　　　立体　　　鏡

stereochemistry	立体化学	chemistry（化学）
stereogram	立体写真	-gram【記録図】
stereoisomer	立体異性体	isomer（異性体）
stereometer	体積計、液体比重計	-meter【計器】

465 ★★ stomat(o)- 口
[stoumət(ou,ə)]

ギリシャ語 *stoma*（口）
＜英語 mouth＞

stomatitis = stomat- + -it is
口内炎　　　口　　　炎症

stomatic	口腔の	-ic〔形容詞語尾〕
stomatocyte	ストマトサイト[口唇状赤血球]	-cyte【細胞】
stomatology	口腔病学	-logy【学問】
stomatoscope	口内鏡	-scope【鏡】

466 ★★★ -stomy 外科的開口部
[stəmi]

ギリシャ語 *stoma*（口）
＜英語 fistula, surgical opening＞

gastrostomy = gastro- + -stomy
胃造瘻（術）[胃瘻]　胃　外科的開口部

colostomy	人工肛門形成（術）	colo-【結腸】
enterostomy	腸造瘻（術）[腸瘻]	entero-【腸】
esophagostomy	食道造瘻（術）	esophago-【十二指腸】
ventriculostomy	脳室造瘻（術）	ventriculo-【脳室】

467 ★★★ sub- 下方、副、亜
[sʌb, səb]

ラテン語 *sub*（下方）
＜英語 under＞

sublingual = sub- + lingual
舌下の　　　下方　　舌の

subacute	亜急性の	acute（急性の）
subarachnoid	クモ膜下の	arachnoid（クモ膜の）
subcutaneous	皮下の	cutaneous（皮膚の）
substernal	胸骨下の	sternal（胸骨の）

468 ★ sulf(o)- 硫黄
[sʌ́lf(ou,ə)]

ラテン語 *sulfur*（硫黄）
＜英語 sulfur, sulphur＞

sulfide ＝ sulf- ＋ -ide
硫化物　　硫黄　　〜化物

sulfatase	スファターゼ	-ase【酵素】
sulfate	硫酸塩	-ate【〜酸塩】
sulfolysis	加硫分解	-lysis【分解】
sulfuric, sulfurous	硫黄の	-ic, -ous〔形容詞語尾〕

注 釈

Sulfur（硫黄）の形容詞形には sulfuric と sulfurous の2種類がありますが、両者は原子数に違いがあり、名称が異なります。すなわち sulfuric acid は硫酸（H_2SO_4）、sulfurous acid は亜硫酸（H_2SO_3）を表します。

469 ★★★ super- 上、超過、過度
[súːpər]

ラテン語 *super*（上に、越えて）
＜英語 above, beyond, over＞

superinfection ＝ super- ＋ infection
重複感染　　　　上　　　感染

superantigen	スーパー抗原	antigen（抗原）
superoxide	スーパーオキシド[超酸化物]	oxide（酸化物）
supersonic	超音波の	sonic（ラテン語 *sonus*：音）
superstructure	上部構造	structure（構造）

470 ★★★ supra- 上位
[sjúːprə]

ラテン語 *supra*（上に、越えて）
＜英語 above, beyond, over＞

supracerebral ＝ supra- ＋ cerebral
大脳上の　　　　上位　　　大脳の

supracostal	肋骨上の	costal（肋骨の）
supranasal	鼻上の	nasal（鼻の）
suprarenal	腎上の、副腎	renal（腎臓の）
supraventricular	上室(性)の	ventricular（心室の）

471 ★★ sympath(o)-, sympathic(o)- 交感神経
[simpəθ(ou,ə)] [simpæθik(ou,ə)]
ギリシャ語 *sym*（共に）+ *pathos*（感情）
＜英語 sympathetic nerve ＞

sympathoblast ＝ sympatho- ＋ -blast
交感神経芽細胞　　交感神経　　芽

sympathetic	交感神経（性）の	-ic〔形容詞語尾〕
sympathectomy	交感神経切除（術）	-ectomy【摘出（術）】
sympathicopathy	交感神経障害	-pathy【病気】
sympatholytic	交感神経遮断性の、交感神経遮断薬	-lytic【分解の】

472 ★ syn-, sym- 共に
[sin] [sim]
ギリシャ語 *syn*（共に）
＜英語 together ＞

sympathy ＝ sym- ＋ -pathy
交感、共感　　共に　　感情

synapse	シナプス［接合部］	apes（ギリシャ語 *haptein*：留める）
synchondrosis	軟骨結合	chondr-【軟骨】+ -osis【状態】
syndrome	症候群	drome（ギリシャ語 *dromos*：走ること）
synesthesia	共感（覚）	-esthesia【感覚】

473 ★ syndesm(o)- 靱帯
[sindezm(ou,ə),-des-]
ギリシャ語 *syndesmos*（締め具）
＜英語 ligament ＞

syndesmorrhaphy ＝ syndesmo- ＋ -rrhaphy
靱帯縫合　　靱帯　　外科的縫合

syndesmectomy	靱帯切除（術）	-ectomy【切除（術）】
syndesmopexy	靱帯固定（術）	-pexy【固定】
syndesmosis	靱帯結合	-osis【状態】

474 ★ syphil(o)- 梅毒
[sífəl(ou,ə)]
ラテン語 *Syphilus*（羊飼いシフィリス）
＜英語 syphilis ＞

syphiloid ＝ syphil- ＋ -oid
類梅毒の　　梅毒　　類似

syphilemia	梅毒菌血症	-emia【血液の状態】
syphilimetry	梅毒感染度調査	-metry【測定法】
syphiloderm	梅毒疹	-derm【皮膚】
syphiloma	梅毒腫	-oma【腫瘍】

> **コラム** 羊飼い Syphilus
>
> 梅毒（syphilis）は、15 世紀末〜16 世紀にかけてヨーロッパで大流行しました。当時、イタリアの医師・詩人であったフラカストロは、猛威をふるっていたこの病気の研究を行なっており、これが忌まわしい性病であることを明らかにしました。1530 年、彼はこの病気の最初の患者といわれる羊飼いのシフィリス（Syphilus）を主人公とする *Syphilis, sive Morbus Gallicus*（英語：Syphilis, or the French Disease）というラテン語の詩を書きました。これ以降、この病気は syphilis と呼ばれるようになりました。

---

475 ★ syring(o)- 瘻孔
[siriŋg(ou,ə)]

ギリシャ語 *syrinx*（管）
＜ 英語 fistula, tube ＞

syringomyelia = syringo- + myel- + -ia
脊髄空洞症　　　　瘻孔　　　脊髄　　病態

syringeal	瘻孔の	-al〔形容詞語尾〕
syringectomy	瘻孔(壁)切除(術)	-ectomy【切除(術)】
syringitis	耳管炎	-it is【炎症】
syringocystoma	汗腺嚢腫	cyst-【嚢】+ -oma【腫瘍】

---

476 ★★ tachy- 速い
[tǽki]

ギリシャ語 *tachys*（速い）
＜ 英語 fast, quick, rapid ＞

tachypnea = tachy- + -pnea
頻呼吸　　　速い　　呼吸

tachyarrhythmia	頻拍性不整脈	arrhythmia（不整脈）
tachycardia	頻脈	-cardia【心臓】
tachygastria	胃頻活動	gastr-【胃】+ -ia【状態】
tachyphylaxis	タキフィラキシー	phylaxis（ギリシャ語 *phylaxis*：防御）

---

477 ★ tars(o)- 足根、瞼板
[táːrs(ou,ə)]

ギリシャ語 *tarsos*（平面、足の裏）
＜ 英語 tarsus ＞

tarsitis = tars- + -it is
足根骨炎、瞼板炎　足根、瞼板　炎症

tarsal	足根(骨)の、瞼板の	-al〔形容詞語尾〕
tarsectomy	足根骨切除(術)、瞼板切除(術)	-ectomy【切除(術)】
tarsomalacia	瞼板軟化(症)	-malacia【軟化(症)】
tarsorrhaphy	瞼板縫合(術)	-rrhaphy【外科的縫合】

478 ★ -taxis　走性、配列
[tǽksis]　ギリシャ語 *taxis*（配列）
＜ 英語　taxis ＞

　　chemotaxis ＝ chemo- ＋ -taxis
　　化学走性、走化性　　化学　　　走性

electrotaxis	電気走性、走電性	electro-【電気】
heliotaxis	走日性	helio-【日光】
phototaxis	走光性	photo-【光】
thermotaxis	走熱性、熱走性	thermo-【熱】

479 ★ tend(o)-, teno-　腱
[ténd(ou,ə)] [ténou,-nə]　ラテン語 *tendon*（腱）、ギリシャ語 *tenon*（腱）
＜ 英語　tendon ＞

　　tendovaginitis ＝ tendo- ＋ vagin- ＋ -it is
　　腱鞘炎　　　　　　腱　　　　鞘　　　炎症

tenalgia, tenodynia	腱痛	-algia, -odynia【痛み】
tendolysis, tenolysis	腱剥離（術）	-lysis【溶解】
tendotomy, tenotomy	切腱（術）	-tomy【切開（術）】
tenorrhaphy	腱縫合（術）	-rrhaphy【外科的縫合】

コラム　アキレス腱の語源

　踵骨腱（ショウコツケン）のことを一般にアキレス腱（Achilles' tendon）といいます。この Achilles は、ギリシャ神話の英雄アキレウス（Achilleus）に由来します。彼が生まれてまもなく、母である海の女神テティスが彼を不死身にするため、かかと（アキレス腱周辺）をもって冥界のステュクス河に浸しました。しかし母がかかとをつかんでいたため、その部分を河に浸すことができず、そこがアキレウスの急所となりました。彼はトロイア戦争で英雄となりましたが、敵のパリス王子にかかとを矢で射られて亡くなりました。そこからかかとの部分を Achilles' tendon というようになりました。

480 ★ terat(o)-　奇形
[térət(ou,ə)]　ギリシャ語 *teras*（怪物）
＜ 英語　deformity, malformation ＞

　　teratogen ＝ terato- ＋ -gen
　　催奇形物質　　奇形　　　生成物

teratogenesis	催奇形	-genesis【発生】
teratoid	奇形（腫）様の	-oid【類似】
teratoma	奇形腫	-oma【腫瘍】
teratosis, teratism	奇形	-osis, -ism【状態】

481 ★ tetra- 4
[tétrə]

ギリシャ語 *tettara*（4）
＜英語　four＞

tetraplegia ＝ tetra- ＋ -plegia
四肢麻痺　　　4　　　麻痺

tetracoccus	四連球菌	-coccus【球菌】
tetracyclic	四環の	cyclic（環式の）
tetralogy	四徴	-logy【学問】
tetrapod	四足類	-pod【足】

482 ★★★ thanato- 死
[θǽnətou,-tə]

ギリシャ語 *thanatos*（死）
＜英語　death, thanatos＞

thanatology ＝ thanato- ＋ -logy
死生学　　　　死　　　　学問

euthanasia	安楽死	eu-【良い】、-ia【状態】
thanatoid	仮死の、致死の	-oid【類似】
thanatomania	自殺狂	-mania【～狂】
thanatophobia	死恐怖（症）	-phobia【恐怖（症）】

コラム　死神タナトス

　精神医学において、老衰と死に向けられるすべての本能的傾向を意味する死の原理のことを thanatos（タナトス、死の本能）といいます。この thanatos はギリシャ語 *thanatos*（死）を語源とし、「死」に関わる医学英語を作ります。また死を神格化したタナトス（Thanatos）は、ギリシャ神話で、黒い翼を持ち、黒衣をはおり、剣を携えた死神として描かれています。タナトスは、兄弟である眠りの神ヒュプノス（205 hypno- 参照）と共に冥界に住み、戦場で破れて横たわる戦士のもとに現れ、ヒュプノスが苦痛を眠りで和らげ、タナトスが死の世界に運ぶという役割を果たしています。

483 ★★★ -therapy 治療
[θérəpi]

ギリシャ語 *therapeia*（治療）
＜英語　therapy＞

chemotherapy ＝ chemo- ＋ -therapy
化学療法　　　　化学　　　　治療

immunotherapy	免疫療法	immuno-【免疫】
pharmacotherapy	薬物療法	pharmaco-【薬】
psychotherapy	精神療法	psycho-【精神】
radiotherapy	放射線療法	radio-【放射線】

484 ★ therm(o)- 熱
[θə́:rm(ou,ə)]

ギリシャ語 *therme* (熱)
< 英語　heat >

thermometer = thermo- + -meter
温度計　　　　熱　　　計器

thermal	熱の	-al〔形容詞語尾〕
thermochemistry	熱化学	chemistry（化学）
thermography	サーモグラフィ	-graphy【記述法】
thermotherapy	（温）熱療法	-therapy【治療】

485 ★ thio- 硫黄、チオ基
[θáiou, θáiə]

ギリシャ語 *theion* (硫黄)
< 英語　sulfur, sulphur >

trichothiodystrophy = tricho- + thio- + dys- + -trophy
硫黄欠乏性毛髪発育異常症、裂毛症　毛髪　　硫黄　　異常　　栄養

thioalcohol	チオアルコール	alcohol（アルコール）
thiosulfate	チオ硫酸塩	sulf-【硫黄】+ -ate【〜酸塩】
thiourea	チオ尿素	-urea【尿の状態】

486 ★★ thorac(o)- 胸郭
[θɔ́:rək(ou,ə)]

ギリシャ語 *thorax* (胸当て)
< 英語　chest, thorax >

thoracoscope = thoraco- + -scope
胸腔鏡　　　　胸郭　　　鏡

thoracic	胸郭の、胸部の	-ic〔形容詞語尾〕
thoracocentesis	胸腔穿刺	-centesis【外科的穿刺】
thoracoplasty	胸郭形成術	-plasty【形成（術）】
thoracotomy	開胸術	-tomy【切開（術）】

487 ★★★ thromb(o)- 血栓、血小板
[θrámb(ou,ə), θrɔ́-]

ギリシャ語 *thrombos* (魂)
< 英語　thrombus >

thrombophlebitis = thromb- + phleb- + -it is
血栓（性）静脈炎　　血栓　　静脈　　病態

thrombo(cyto)penia	血小板減少症	cyto-【細胞】+ -penia【減少（症）】
thrombocyte	血小板	-cyte【細胞】
thrombolysis	血栓溶解	-lysis【溶解】
thrombosis	血栓症	-osis【病態】

488 ★ thym(o)- 胸腺、心
[θáim(ou,ə)]
ギリシャ語 *thymos*（いぼ、心）
< 英語 thymus, mind >

thymocyte = thymo- + -cyte
胸腺細胞　　胸腺　　　細胞

thymectomy	胸腺摘出（術）	-ectomy【切除（術）】
thymic	胸腺の	-ic〔形容詞語尾〕
thymogenic	情動性の	-genic【生じる】
thymoma	胸腺腫	-oma【腫瘍】

コラム　タイムと胸腺

タイム（thyme）は、強い香りを発するシソ科のハーブで、学名を *Thymus vulgaris* といいます。現在ではタイムはスープやシチューなどの料理用ハーブとして広く用いられていますが、中世ヨーロッパでは、タイムは心を高める働きがあることから、若い騎士たちはその香りを体につけて戦いに出ていました。一方、胸腺（thymus）は、中世ヨーロッパで、胸骨の裏側に小さな白い塊を見つけた解剖学者が、その形がタイムの花に似ていたことから thymus と名づけたという説と胸腺がタイムの香りに似ていることから名づけられたという説があります。

489 ★ -thymia 精神状態
[θáimiə]
ギリシャ語 *thymos*（心）+ *ia*（状態）
< 英語 mental condition >

dysthymia = dys- + -thymia
気分変調　　異常　　精神状態

alexithymia	失感情症	a-【ない】+ lexi（ギリシャ語 *lexis*：言葉）
cyclothymia	循環気質	cyclo-【円】
hyperthymia	気分高揚	hyper-【亢進】
schizothymia	分裂気質	schizo-【分裂】

490 ★★★ thyr(o)-, thyroid(o)- 甲状腺
[θáir(ou,ə)]　[θáirɔid(ou, ə)]
ギリシャ語 *thyreos*（長方形の盾）
< 英語 thyroid >

hypothyroidism = hypo- + thyroid- + -ism
甲状腺機能低下（症）　低下　　甲状腺　　状態

thyroid	甲状腺（の）	-oid【形】
thyroidectomy	甲状腺摘出（術）	-ectomy【切除（術）】
thyroiditis	甲状腺炎	-it is【炎症】
thyrotoxicosis	甲状腺中毒（症）	toxic-【毒】+ -osis【病態】

> **コラム** 　アダムのリンゴと甲状軟骨
>
> 　甲状軟骨（thyroid cartilage）の突起部分（喉頭隆起、のどぼとけ）を、英語で Adam's apple といいます。これは、旧約聖書の Adam と Eve の物語に由来しています。彼らは神の命令に背いて、エデンの園にあるリンゴを食べていました。その時、空から天使が降りてきたため、残りをあわてて飲み込んだところ、Adam がリンゴを喉に詰まらせてしまったことから、男性の喉にのどぼとけ（Adam's apple）がでるようになったといわれています。ちなみに Eve はリンゴを 2 つも食べ、そのリンゴが乳房になったという話もありますが、真偽のほどは不明です。

491 ★　toco-　　分娩
[toukou,-kə]

ギリシャ語 *tokos*（出生）
< 英語　delivery, birth >

tocography　＝　toco-　＋　-graphy
トコグラフィー[陣痛記録法]　　分娩　　　記述法

tocodynamometer	陣痛計	dynamo（ギリシャ語 *dynamis*：力）＋ -meter【計器】
tocology	産科学	-logy【学問】
tocolytic	早産防止薬	-lytic【溶解の】

注　釈

　現在「産科学」は tocology より obstetrics が一般的です。Obstetrics はラテン語 *ob*（反対に）＋ *stare*（立つ）＋行為者を表す接辞 *trix* から成り「出産する女性の反対側に立つ人」すなわち「助産師」を意味し、そこから「産科学」を表すようになりました。

492 ★　tomo-　　切断、断層
[tóumou,-mə]

ギリシャ語 *tomos*（切断、断片）
< 英語　cutting, section >

tomogram　＝　tomo-　＋　-gram
断層 X 線図　　断層　　　記録図

tomograph	断層 X 線撮影装置	-graph【記録器】
tomography	断層 X 線撮影法	-graphy【記述法】
tomomania	手術狂	-mania【～狂】

493 ★★★ -tomy 切開(術)
[təmi]

ギリシャ語 *tomia*（切断、切開）
＜英語 incision＞

laparotomy ＝ laparo- ＋ -tomy
開腹(術)　　　腹　　　切開(術)

iridotomy	虹彩切開(術)	irido-【虹彩】
lithotomy	切石術	litho-【石】
phlebotomy	静脈切開(術)	phlebo-【静脈】
tracheotomy	気管切開(術)	tracheo-【気管】

494 ★★ -tonia, -tony 緊張(症) -tonic 緊張(症、性)の
[tóuniə] [təni]　　[tánik, tó-]

ギリシャ語 *tonos*（緊張）
＜英語 tension＞

catatonia ＝ cata- ＋ -tonia
カタトニー[緊張病]　下方　　緊張(症)

-tonia	意味	-tonic	意味	語根・接辞
atonia, atony	アトニー[無緊張症]	atonic	アトニーの[無緊張症の]	a-【ない】
catatonia	カタトニー[緊張病]	catatonic	カタトニーの[緊張病性の]	cata-【下方】
dystonia	ジストニア[筋失調症]	dystonic	ジストニーの	dys-【障害】
hypertonia	緊張亢進、高張	hypertonic	緊張亢進(性)の、高張(性)の	hyper-【亢進】
hypotonia	緊張低下、低張	hypotonic	緊張低下(性)の、低張(性)の	hypo-【低下】
myotonia, myotony	ミオトニー[筋緊張症]	myotonic	筋緊張(性)の	myo-【筋肉】
sympathico-tonia	交感神経緊張(症)	sympathico-tonic	交感神経緊張(症、性)の	sympathico-【交感神経】
vagotonia vagotony	迷走神経緊張(症)	vagotonic	迷走神経緊張(症)の、	vago-【迷走神経】
vasotonia	血管緊張	vasotonic	血管緊張(性)の	vaso-【血管】

495 ★ tono- 緊張
[tounou, -nə, tá-]

ギリシャ語 *tonos*（緊張）
＜英語 tension＞

tonography ＝ tono- ＋ -graphy
トノグラフィ[張力記録器]　緊張　　記録法

tonograph	トノグラフ	-graph【記録器】
tonometer	圧力計、眼圧計	-meter【計器】
tonometry	圧力測定(法)、眼圧測定(法)	-metry【測定法】
tonotropic	亢張(力)の	-tropic【向性の】

496 ★★ tonsill(o)- 扁桃(腺)
[tánsil(ou,ə), tó-]

ラテン語 *tonsilla*（扁桃腺）
＜英語 tonsil＞

tonsillitis ＝ tonsill- ＋ -it is
扁桃(腺)炎　　扁桃(腺)　　炎症

peritonsillitis	扁桃周囲炎	peri-【周囲】、-it is【炎症】
tonsillar, tonsillary	扁桃の	-ar, -ary〔形容詞語尾〕
tonsillectomy	扁桃摘出(術)	-ectomy【切除(術)】
tonsillopharyngitis	扁桃咽頭炎	pharyng-【咽頭】＋ -it is【炎症】

497 ★ top(o)- 場所、局所
[táp(ou,ə), tó-]

ギリシャ語 *topos*（場所）
＜英語 place＞

topopathogenesis ＝ topo- ＋ patho- ＋ -genesis
トポパソジェネシス[局所病因論]　場所　　病気　　発生

topesthesia	局所認知［触覚］	-esthesia【感覚】
topography	局所解剖学	-graphy【記述法】
toponarcosis	局所麻酔	narc-【麻酔】＋ -osis【状態】
topology	位相幾何学、局所解剖学	-logy【学問】

498 ★ -topia, -topy 場所、局所
[toupiə] [təpi]

ギリシャ語 *topos*（場所）
＜英語 place＞

atopy ＝ a- ＋ -topy
アトピー　ない　場所

ectopia, ectopy	転位、偏位	ect-【外】
heterotopia, heterotopy	異所性、転位	hetero-【異種】
somatotopy	体性局在	somato-【体】

注 釈

-topia、-topy の形容詞形は -topic となります。

atopy	→	atopic
ectopia, ectopy	→	ectopic
heterotopia, heterotopy	→	heterotopic
somatotopy	→	somatotopic

---

499 ★★ **tox(o)-, toxic(o)-** 毒　　ギリシャ語 *toxikon*（弓の毒）
[táks(ou,ə), tó-] [táksik(ou,ə), tó-]　　＜英語　poison＞

toxicosis	=	toxic-	+	-osis
中毒（症）		毒		病態

nephrotoxic	腎毒性の	nephro-【腎臓】
tox(ic)emia	毒血症	-emia【血液の状態】
toxicology	毒物学、中毒学	-logy【学問】
toxoid	トキソイド［類毒素］	-oid【類似】

コラム　弓と毒

イギリス人が昔から親しんできたイチイの木は、弓の材料として最適の木です。これで作った弓のおかげで、百年戦争（1338-1453）で、イギリス軍はフランス軍に勝ったといわれています。イチイの学名は *Taxus baccata* で、ギリシャ語で「弓」を意味する *toxon* に由来します。このイチイの葉、枝、種子にはタキシン（**taxine**）という毒があることは、ヨーロッパでは古くから知られていますが、この毒を弓に塗ったことから、*toxikon pharmakon*（弓の毒）の短縮形 *toxikon* が、英語 **toxic**（毒の）の語源となりました。ちなみに **taxine** は、ラテン語 *taxus*（イチイ）+ -ine「物質」に由来しています。

---

500 ★★★ **trache(o)-** 気管　　ギリシャ語 *tracheia*（ざらざらした動脈）
[tréiki(ou,ə)]　　＜英語　trachea＞

tracheotomy	=	tracheo-	+	-tomy
気管切開（術）		気管		切開（術）

tracheal	気管の	-al〔形容詞語尾〕
trach(e)itis	気管炎	-itis【炎症】
tracheoplasty	気管形成（術）	-plasty【形成（術）】
tracheoscope	気管鏡	-scope【鏡】

501 ★ trachel(o)- 頸部
[tréikil(ou, ə)]

ギリシャ語 *trachelos*（頸部）
＜ 英語　cervix, neck ＞

trachelitis ＝ trachel- ＋ -it is
子宮頸(部)炎　　頸部　　炎症

trachelectomy	子宮頸部切除(術)	-ectomy【切除(術)】
trachelematoma	頸部血腫	hemat-【血液】+ -oma【腫瘍】
trachelopexy	子宮頸固定(術)	-pexy【固定】
tracheloschisis	頸椎裂	-schisis【裂】

502 ★★★ trans- 通って、越えて、横切って
[trǽns]

ラテン語 *trans*（通って、越えて、横切って）
＜ 英語　through, across ＞

transplant ＝ trans- ＋ plant
移植(術)　　通って　　植える

transformation	変換、変質	formation（形成）
transfusion	輸血、輸液	fusion（融解）
transmission	伝達、伝染	mission（派遣する）
transsexual	性転換者(の)	sexual（性の）

注 釈

Trans- は、領域によっては特有の意味を表します：

1．遺伝学において、相同対の相対染色体上の２つの遺伝子の位置についていう。
2．有機化学において、原子が二重結合の炭素原子の反対側に位置している幾何異性をいう。
3．生化学において、一方の化合物から他方の化合物のその基を転写する酵素名または反応の中で基の名称につける接頭語。例えば transformylase（ホルミル基を転移する）、transpeptidation（ペプチド転移）など。

（ステッドマン医学大辞典改訂第６版より引用）

503 ★★ traumat(o)- 外傷
[trɔːmət(ou,ə)]

ギリシャ語 *trauma*（傷）
＜ 英語　trauma, wound ＞

traumatopathy ＝ traumat- ＋ -pathy
外傷性疾患　　　外傷　　　病気

traumatic	外傷性の	-ic〔形容詞語尾〕
traumatology	外傷学	-logy【学問】
traumatopnea	外傷性呼吸困難(症)	-pnea【呼吸】
traumatosepsis	外傷性敗血症	sepsis（敗血症）

注　釈

Trauma は、本来「傷」を表すギリシャ語でした。20世紀前半、心理学者フロイトが、物理的な外傷が後遺症になるのと同様に、過去の強い心理的な傷がその後も精神的障害をもたらすことを発表しました。この時彼が、精神的外傷を意味する用語として trauma を用いたことから、trauma は「精神的外傷」という意味も表すようになりました。

---

504 ★★ tri-　3
[trái]

ギリシャ語 *treis*、ラテン語 *tres*（3）
＜英語　three＞

triangle ＝ tri- ＋ angle
三角形　　　3　　　角度

triceps	三頭筋	ceps（ラテン語 *caput*：頭）
tricyclic	三環系の	cyclic（環式の）
trigeminy	三段脈	geminy（ラテン語 *geminus*：対の片方）
trilogy	三徴	-logy【学問】

505 ★ trich(o)-　毛髪
[trík(ou,ə)]

ギリシャ語 *thrix*（毛髪）
＜英語　hair＞

trichoepithelioma ＝ tricho- ＋ epitheli- ＋ -oma
毛包上皮腫　　　　　毛髪　　　上皮　　　腫瘍

trichiasis	毛乱生(症)、さかまつげ	-iasis【病態】
trichomonas	トリコモナス	monas（ギリシャ語 *monas*：一単位）
trichomycosis	毛髪糸状菌症［真菌症］	myc-【真菌】＋ -osis【病態】
trichosis	毛髪病	-osis【病態】

506 ★★ troph(o)-　栄養
[tráf(ou,ə), tró-]

ギリシャ語 *trophe*（栄養、食べ物）
＜英語　nutrition＞

trophoblast ＝ tropho- ＋ -blast
トロホブラスト［栄養膜］　栄養　　芽

trophocyte	栄養細胞	-cyte【細胞】
trophoderm	栄養膜	-derm【皮膚】
trophoneurosis	栄養神経症	neur-【神経】＋ -osis【病態】
trophoplasm	栄養原形質	-plasm【形成されたもの】

507 ★★ -trophy 栄養
[trǝfi]
ギリシャ語 *trophe*（栄養、食べ物）
＜ 英語　nutrition ＞

dystrophy = dys- + -trophy
ジストロフィ［異栄養（症）］　異常　　栄養

atrophy	萎縮（症）、無栄養症	a-【ない】
eutrophy	栄養良好、富栄養	eu-【良い】
hypertrophy	肥大、過栄養	hyper-【過剰】
neurotrophy	神経栄養	neuro-【神経】

注　釈

-trophy の形容詞形は -trophic になります。

atrophy	→	atrophic
dystrophy	→	dystrophic
eutrophy	→	eutrophic
hypertrophy	→	hypertrophic
neurotrophy	→	neurotrophic

508 ★ -tropia 斜視、眼位の異常
[tróupi:ǝ]
ギリシャ語 *trope*（回転）
＜ 英語　squint, strabismus ＞

exotropia = exo- + -tropia
外斜視　　　　外　　　　斜視

esotropia	内斜視	eso（ギリシャ語 *eso*：内）
hypertropia	上斜視	hyper-【超えた】
hypotropia	下斜視	hypo-【下】

509 ★★ -tropic 向性の、活動を刺激する
[trápik, tró-]
ギリシャ語 *trope*（回転）
＜ 英語　tropic ＞

psychotropic = psycho- + -tropic
向精神性の、向精神薬　　精神　　　向性

lipotropic	向脂肪性の	lipo-【脂肪】
neurotropic	向神経性の	neuro-【神経】
somatotropic	成長ホルモンの	somato-【体】
thyrotropic	甲状腺刺激の	thyro-【甲状腺】

注 釈

Tropic + -in「物質」から成る tropin は「活動を刺激する物質」の意味を表します。

gonadotropin*	ゴナドトロピン［性腺刺激ホルモン］
lipotropin	リポトロピン
somatotropin	ソマトトロピン［成長ホルモン］
thyrotropin	サイロトロピン［甲状腺刺激ホルモン］

＊ 186 gonad(o)- 参照

---

510 ★ tubercul(o)- 結節、結核
[tjubə́ːrkjul(ou,ə)]
ラテン語 *tuberculum*（小さなこぶ）
＜ 英語 tubercle ＞

tuberculosis ＝ tubercul- ＋ -osis
結核（症）　　　結核　　　病態

tubercular, tuberculous	結核の	-ar, -ous〔形容詞語尾〕
tuberculin	ツベルクリン	-in【物質】
tuberculoid	類結核の	-oid【類似】
tuberculoma	結核腫	-oma【腫瘍】

---

511 ★ tub(o)- （卵）管
[tjúːb(ou,ə)]
ラテン語 *tubus*（管）
＜ 英語 tube ＞

tuboplasty ＝ tubo- ＋ -plasty
卵管形成（術）　卵管　　形成（術）

tubal	（卵）管の	-al〔形容詞語尾〕
tubotorsion	管捻転	torsion（ねじれ）
tubouterine	卵管子宮の	uterine（子宮の）

---

512 ★ tubul(o)- 管、尿細管
[tjúːbjul(ou,ə)]
ラテン語 *tubulus*（小管）
＜ 英語 tubule ＞

tubuloneogenesis ＝ tubulo- ＋ neo- ＋ -genesis
尿細管新生　　　　尿細管　　新しい　　発生

tubular	尿細管の、管状の	-ar〔形容詞語尾〕
tubulocyst	管状嚢胞	-cyst【嚢胞】
tubulorrhexis	尿細管壊死	-rrhexis【破裂】

513 ★ tympan(o)- 鼓室、鼓膜
[tímpən(ou,ə)]
ギリシャ語 *tympanon*（太鼓）
＜英語　tympanum, eardrum＞

tympanitis	= tympan-	+ -it is	
鼓室炎、中耳炎	鼓室	炎症	

tympanal, tympanic	鼓膜の、鼓室の	-al, -ic〔形容詞語尾〕
tympanocentesis	鼓室穿刺	-centesis【外科的穿刺】
tympanometry	ティンパノメトリー［鼓膜聴力検査］	-metry【測定法】
tympanotomy	鼓膜切開（術）	-tomy【切開（術）】

514 ★ typhl(o)- 盲腸、盲目
[tífl(ou,ə)]
ギリシャ語 *typhlon*（盲腸）、*typhlos*（盲目）
＜英語　cecum, blindness＞

typhlectomy	= typhl-	+ -ectomy	
盲腸切除（術）	盲腸	切除（術）	

typhlitis	盲腸炎	-it is【炎症】
typhlorrhaphy	盲腸縫合（術）	-rrhaphy【外科的縫合】
typhlosis	盲目	-osis【状態】
typhlopexy	盲腸固定（術）	-pexy【固定】

515 ★ typho- 腸チフス、発疹チフス
[táifou,-fə]
ギリシャ語 *typhos*（蒸気、煙）
＜英語　typhus, typhoid＞

typhoid	= typho-	+ -oid	
チフス様の、腸チフス	腸チフス	類似	

typholysin	腸チフス菌溶血素	lysin（リジン）
typhomania	チフスせん妄	-mania【〜狂】
typhosepsis	腸チフス性敗血症	sepsis（敗血症）

注 釈

　言語的には、発疹チフスと腸チフスは typho- として同じように扱われていますが、両者は全く別物です。発疹チフス（**typhus**）は、リケッチア *Rickettsia* による感染症です。一方、腸チフス（**typhoid**）は、サルモネラ *Salmonella* 属のチフス菌（*S.typhi*）により起こる感染症です。

516 ★ ultra- 超えて [ʌ́ltrə]
ラテン語 *ultra*（超えて）
＜英語 beyond＞

ultraviolet = ultra- + violet
紫外線（の）　超えて　　紫

ultrafiltration	限外ろ過	filtration（ろ過）
ultrasonography	超音波検査（法）	sono（ラテン語 *sonus*：音）+ -graphy【記述法】
ultrasound	超音波（診断）	sound（音）
ultrastructure	超微細構造	structure（構造）

517 ★★★ un- ない [ʌ́n]
古英語 *un*（ない）
＜英語 not＞

unstable = un- + stable
不安定な　ない　安定した

unconscious	無意識の	conscious（意識のある）
undiagnosed	診断未確定の	diagnosed（診断した）
unhealthy	不健康な	healthy（健康な）
unhygienic	不衛生な	hygienic（衛生的な）

518 ★★★ under- 下、不十分 [ʌ́ndər]
古英語 *under*（下方に）
＜英語 under＞

undernutrition = under- + nutrition
栄養不良　　　　不十分　　　栄養

underactivity	活動低下	activity（活動）
underage	未成年の	age（年齢）
underdeveloped	発育不全の	developed（発達した）
undernutrition	栄養不良	nutrition（栄養）

519 ★ uni- 単一、1 [júːni]
ラテン語 *unus*（1）
＜英語 one, single＞

unilateral = uni- + lateral
片側の　　　1　　側面の

unicellular	単細胞の	cellular（細胞の）
uniform	一様な、均一の	-form【形】
unipolar	単極の	polar（極の）
uniport	ユニポート	port（ポート）

520 ★ uranisco-, urano- (硬)口蓋　ギリシャ語 *ouranos*（天空）
[juːrəniskou,-kə] [juːrənou,-nə]　　＜英語　palate＞

uranostaphyloplasty ＝ urano- ＋ staphylo- ＋ -plasty
軟硬口蓋裂形成（術）　　口蓋　　口蓋垂　　形成（術）

uran(isc)oplasty	口蓋形成（術）	-plasty【形成（術）】
uran(isc)orrhaphy	口蓋縫合（術）	-rrhaphy【外科的縫合】
uranoschisis	口蓋（披）裂	-schisis【裂】

コラム　口の中の天井

　ギリシャ神話の天空の神 Uranus（ウラノス）にちなんで名づけられた Uranus（天王星）の語源は、ギリシャ語 *ouranos*（天空）です。これに「小さい」を表す接尾辞 *-iskos* をつけた形 *ouraniskos* で「天井」を表し、さらに *ouraniskos* の意味が派生して roof of the mouth を表すようになりました。ここから *ouraniskos* は医学英語で uraniscus として「口蓋」を意味するようになりました。

521 ★ ure(a)- 尿素　ギリシャ語 *ouron*（尿）
[juːriː(ə)]　　＜英語　urea＞

uremia ＝ ure- ＋ -emia
尿毒症　　尿素　　血液の状態

ureagenesis	尿素形成［生成］	-genesis【形成】
ureal	尿素の	-al〔形容詞語尾〕
ureapoiesis	尿素形成［生成］	-poiesis【形成】
urease	ウレアーゼ［尿素分解酵素］	-ase【酵素】

522 ★★ -uresis 排尿　-uretic 排泄促進の
[juːríːsis]　[juːrétik]
ギリシャ語 *ouresis*（排尿）
＜英語　urination＞

diuresis = dia- + -uresis
　利尿　　完全に　　排尿

-uresis	意味	-uretic	意味	語根・接辞
chloruresis	塩化物尿	chloruretic	塩類尿排泄亢進の	chlor-【塩素】
diuresis	利尿	diuretic	利尿の、利尿薬	dia-【完全に】
enuresis	夜尿症	enuretic	遺尿(症)の、夜尿(症)の	en（ギリシャ語 *en*：内部）
kal(i)uresis	カリウム尿	kal(i)uretic	カリウム尿の	kal-【カリウム】
natriuresis	ナトリウム排泄増加	natriuretic	ナトリウム排泄増加(性)の、ナトリウム排泄増加薬	natri（ラテン語 *natron*：ナトロン）
saluresis	塩排泄	saluretic	塩排泄(性)の	sal（ラテン語 *sal*：塩）

523 ★★ ureter(o)-　尿管
[juríːtər(ou,ə)]
ギリシャ語 *oureter*（尿管）
＜英語　ureter＞

ureterolithiasis = uretero- + -lithiasis
　尿管結石(症)　　　尿管　　　結石症

ureteral, ureteric	尿管の	-al, -ic〔形容詞語尾〕
ureteritis	尿管炎	-itis【炎症】
ureterocystostomy	尿管膀胱吻合(術)	cysto-【膀胱】+ -stomy【外科的開口部】
ureterography	尿管造影(法)	-graphy【記述法】

524 ★★ urethr(o)-　尿道
[juríːθr(ou,ə)]
ギリシャ語 *ourethra*（尿道）
＜英語　urethra＞

urethritis = urethr- + -itis
　尿道炎　　尿道　　炎症

urethral	尿道の	-al〔形容詞語尾〕
urethroscope	尿道鏡	-scope【鏡】
urethrostomy	尿道造瘻(術)	-stomy【外科的開口部】
urethrotomy	尿道切開(術)	-tomy【切開(術)】

525 ★★★ ur(o)-, urin(o)- 尿
[júːr(ou,ə)] [juːrin(ou,ə)]
ギリシャ語 *ouron*（尿）
＜英語　urine＞

urology ＝ uro- ＋ -logy
泌尿器科　　尿　　　学問

uric, urinary	尿の	-ic, -ary〔形容詞語尾〕
urinometry	尿比重測定（法）	-metry【測定法】
urography	尿路造影（法）	-grapy【記述法】
uroscopy, urinoscopy	尿検査、検尿	-scopy【検査法】

526 ★ uric(o)- 尿酸
[júːrik(ou,ə)]
英語　uric acid（尿酸）の連結形
＜英語　uric acid＞

hyperuricemia ＝ hyper- ＋ uric- ＋ -emia
高尿酸血（症）　　過剰　　　尿酸　　血液の状態

uricase	ウリカーゼ	-ase【酵素】
uricolysis	尿酸分解	-lysis【分解】
uricosuria	尿酸尿	-uria【尿の状態】
uricotelia	尿酸排出	tel（ギリシャ語 *telos*：結果）＋ -ia【病態】

527 ★★★ -uria 尿の状態
[júːriə]
ギリシャ語 *ouron*（尿）＋ *ia*（状態）
＜英語　urinary condition＞

hematuria ＝ hemat- ＋ -uria
血尿　　　血液　　尿の状態

aciduria	酸性尿（症）	acid-【酸】
alkaluria	アルカリ尿（症）	alkal-【アルカリ】
oliguria	乏尿	oligo-【少量】
polyuria	多尿	poly-【多い】

528 ★★ uter(o)- 子宮
[júːtər(ou,ə)]
ラテン語 *uterus*（子宮）
＜英語　uterus＞

uterotonic ＝ utero- ＋ -tonic
子宮収縮性の、子宮収縮薬　子宮　　緊張の

uterine	子宮の	-ine〔形容詞語尾〕
uterocervical	子宮頸部の	cervical（頸部の）
uterosalpingography	子宮卵管造影（法）	salpingo-【卵管】＋ -graphy【記述法】
uteroscope	子宮鏡	-scope【鏡】

529 ★ uvul(o)- （口蓋）垂
[júːvjul(ou,ə)]

ラテン語 *uvula*（小さなブドウ）
＜英語 uvula＞

uvulopalatopharyngoplasty = uvulo- + palato- + pharyngo- + -plasty
　　口蓋垂口蓋咽頭形成(術)　　　口蓋垂　　口蓋　　　咽頭　　形成(術)

uvular	口蓋垂の	-ar〔形容詞語尾〕
uvulectomy	口蓋垂切除(術)	-ectomy【切除(術)】
uvulitis	口蓋垂炎	-it is【炎症】

コラム　口蓋垂をわかりやすくいうと

口蓋垂（uvula）は、ラテン語の *uva*（ブドウ）+「小さい」を表す *-ula* から成り、「小さなブドウ」を表します。口蓋垂というと、すぐにイメージできない人が多いですが、口を開けて「アー」と声を出すと、細い筋肉質の突起が、一粒のブドウのように口の奥にぶら下がっているのが見えます。これが口蓋垂で、一般に「のどちんこ」といわれるものです。

530 ★★ vagin(o)- 膣、鞘
[vǽdʒin(ou,ə)]

ラテン語 *vagina*（鞘）
＜英語 vagina＞

vaginitis = vagin- + -it is
　　膣炎　　　膣　　　炎症

tendovaginitis	腱鞘炎	tendo-【腱】、-it is【炎症】
vaginal	膣の	-al〔形容詞語尾〕
vaginoplasty	膣形成(術)	-plasty【形成(術)】
vaginotomy	膣切開(術)	-tomy【切開(術)】

コラム　刀剣と鞘

ラテン語 *gladius* は「短い刀剣」、*vagina* はその刀剣を納める「鞘」を表します。この組み合わせから、古代ローマ人は陰茎を *gladius*、膣を *vagina* に例えていました。ここから、*vagina* は英語に入って「鞘、膣」を意味するようになりました。一方 *gladius* は「短い刀剣」という意味のままで英語に入りました。英語 penis（陰茎）はラテン語 *penis*（尾、陰茎）が英語に入ったものです。

531 ★ vago- 迷走神経
[véigou,-gə]

ラテン語 *vagus*（放浪）
＜英語 vagus (nerve) ＞

vagotomy = vago- + -tomy
迷走神経切断（術）　迷走神経　切開（術）

vagolytic	迷走神経抑制性の、迷走神経抑制薬	-lytic【溶解の】
vagomimetic	迷走神経（様）作用の	-mimetic【模倣】
vagotonia	迷走神経緊張（症）	-tonia【緊張（症）】
vagotropic	迷走神経向性の	-tropic【向性の】

> **コラム　放浪する神経**
>
> 　迷走神経（vagus）は、12対ある脳神経の第10脳神経のことを指し、心臓・胃・肝臓・胆嚢・膵臓・腸・口の筋肉など、全身に広く張り巡らされてさまざまな機能を担い、体で最も重要な神経の一つです。*Vagus*はラテン語で「放浪する」という意味を表しますが、そこから体内で放浪する神経、すなわち「迷走神経」を表すようになりました。

532 ★★ varic(o)- 静脈瘤
[vǽrək(ou,ə)]

ラテン語 *varix*（膨張した静脈）
＜英語 varix ＞

varicosis = varic- + -osis
静脈瘤、静脈怒張　静脈瘤　病態

varicocele	精索静脈瘤	-cele【腫れ】
varicography	静脈瘤造影（法）	-graphy【記述法】
varicose	静脈瘤の	-ose〔形容詞語尾〕
varicotomy	静脈瘤切開（術）	-tomy【切開（術）】

533 ★★★ vas(o)- 血管、脈管
[vǽs(ou,ə), véiz(ou,ə)]

ラテン語 *vas*（管）
＜英語 vessel ＞

vasotonic = vaso- + -tonic
血管緊張性の　血管　緊張性の

vasoconstriction	血管収縮	constriction（収縮）
vasodepression	血管抑制	depression（低下）
vasodilation	血管拡張	dilation（拡張）
vasostimulant	血管刺激（性）の、血管刺激薬	stimulant（刺激性の）

534 ★★ vascul(o)- 血管、脈管
[væskjul(ou,ə)]
ラテン語 *vasculum*（小血管）
< 英語 vessel >

vasculitis = vascul- + -it is
血管炎、脈管炎　　血管　　炎症

cardiovascular	心臓血管の	cardio-【心臓】
vascular	血管(性)の	-ar〔形容詞語尾〕
vasculopathy	血管症	-pathy【病気】
vasculogenesis	脈管形成	-genesis【形成】

535 ★★★ ven(o)- 静脈
[víːn(ou,ə), vé-]
ラテン語 *vena*（静脈）
< 英語 vein >

venostasis = veno- + -stasis
静脈うっ血　　静脈　　静止

intravenous	静脈内の	intra-【内】、-ous〔形容詞語尾〕
venipuncture	静脈穿刺	pucture（穿刺）
venography	静脈造影(法)	-graphy【記述法】
venovenostomy	静脈静脈吻合(術)	-stomy【外科的開口部】

536 ★★ ventricul(o)- （脳、心）室
[ventríkjul(ou,ə)]
ラテン語 *ventriculus*（腹、中空の器官）
< 英語 ventricle >

ventriculography = ventriculo- + -graphy
脳室[心室]造影(法)　　（脳、心）室　　記述法

ventriculitis	脳室炎	-it is【炎症】
ventriculoatrial	(脳)室(心)房の[VAの]	atrial（心房の）
ventricular	(脳、心)室性の	-ar〔形容詞語尾〕
ventriculostomy	脳室吻合[造瘻](術)	-stomy【外科的開口部】

537 ★ ventr(o)- 腹、胃
[véntr(ou,ə)]
ラテン語 *venter*（腹、胃）
< 英語 belly, stomach >

ventrocystorrhaphy = ventro- + cysto- + -rrhaphy
膀胱腹壁縫合(術)　　腹　　膀胱　　外科的縫合

ventrolateral	腹側外側の	lateral（側面の）
ventroptosis	胃下垂	-ptosis【下垂】
ventrotomy	開腹(術)	-tomy【切開(術)】

V

538 ★ vertebr(o)- (脊)椎骨、脊椎
[vəːtibr(ou,ə)]　　ラテン語　*vertebra*（関節、椎骨）
＜英語　vertebra＞

vertebrectomy = vertebr- + -ectomy
脊椎切除(術)　　　椎骨　　　切除(術)

vertebral	椎骨の	-al〔形容詞語尾〕
vertebroarterial	脊椎動脈の	arterial（動脈の）
vertebroplasty	椎体形成(術)	-plasty【形成(術)】

539 ★★ vesic(o)- 膀胱、嚢(胞)
[vésik(ou,ə)]　　ラテン語　*vesica*（嚢）
＜英語　bladder＞

vesicocele = vesico- + -cele
膀胱ヘルニア　　膀胱　　ヘルニア

vesical	膀胱の、嚢の	-al〔形容詞語尾〕
vesicoclysis	膀胱洗浄法	-clysis【洗浄】
vesicolithiasis	膀胱結石（症）	-lithiasis【結石症】
vesicotomy	膀胱切開(術)	-tomy【切開(術)】

540 ★ vesicul(o)- 精嚢、小胞(小囊)、膀胱
[vəsikjul(ou,ə)]　　ラテン語　*vesicula*（小囊）
＜英語　vesicle＞

vesiculography = vesiculo- + graphy
精嚢造影(法)　　　精嚢　　　記述法

vesicular	小胞〔小囊〕(性)の	-ar〔形容詞語尾〕
vesiculectomy	精嚢摘出(術)	-ectomy【切除(術)】
vesiculoprostatitis	膀胱前立腺炎	prostat-【前立腺】+ -it is【炎症】
vesiculotomy	精嚢切開(術)	-tomy【切開(術)】

541 ★ vestibul(o)- 前庭
[vestíbjul(ou,ə)]　　ラテン語　*vestibulum*（前庭、入り口）
＜英語　vestibule＞

vestibulopathy = vestibulo- + -pathy
前庭障害　　　　前庭　　　病気

vestibulitis	腟前庭炎	-it is【炎症】
vestibular	前庭の	-ar〔形容詞語尾〕
vestibuloplasty	口腔前庭形成(術)	-plasty【形成(術)】
vestibulotomy	前庭切開(術)	-tomy【切開(術)】

542 ★ visc(o)- 内臓
[vísər(ou,ə)]
ラテン語 *viscus*（内臓）
＜英語 internal organ, viscera ＞

visceromegaly = viscero- + -megaly
内臓巨大(症)　　内臓　　　巨大

visceral	内臓の	-al〔形容詞語尾〕
visceralgia	内臓痛	-algia【痛み】
visceroptosis	内臓下垂(症)	-ptosis【下垂】
viscerotomy	内臓切開(術)	-tomy【切開(術)】

543 ★ vulv(o)- 外陰
[vʌ́lv(ou,ə)]
ラテン語 *vulva*（覆い）
＜英語 vulva ＞

vulvovaginitis = vulvo- + vagin- + -it is
外陰膣炎　　　　外陰　　　膣　　　炎症

vulvar, vulval	外陰部の	-ar, -al〔形容詞語尾〕
vulvectomy	外陰切除(術)	-ectomy【切除(術)】
vulvitis	外陰炎	-it is【炎症】
vulvouterine	外陰子宮の	uterine（子宮の）

544 ★★ xanth(o)- 黄色
[zǽnθ(ou,ə)]
ギリシャ語 *xanthos*（黄色い）
＜英語 yellow ＞

xanthoma = xantho- + -oma
キサントーマ[黄色腫]　黄色　　腫瘍

xanthine	キサンチン	-ine【物質】
xanthinuria	キサンチン尿(症)	-uria【尿の状態】
xanthochromia	キサントクロミー[皮膚黄変症]	chrom-【色】 + -ia【病態】
xanthogranuloma	黄色肉芽腫	granul-【顆粒】 + -oma【腫瘍】

545 ★ xeno- 異物、異種
[zén(ou,ə)]
ギリシャ語 *xenos*（奇妙な、異物の）
＜英語 foreign, strange ＞

xenogenic = xeno- + -genic
外因性の　　異物　　生じる

xenobiotic	生体異物	biotic（生命の）
xenodiagnosis	外因診断(法)	diagnosis（診断）
xenograft	異種移植(片)	graft（移植片）
xenophobia	他人恐怖症	-phobia【恐怖(症)】

注 釈

移植片（graft）には、患者自身の組織（自己移植片：autograft）（44 auto- 参照）、遺伝学的に同一（同系）のドナーの組織（同系移植片：syngraft）（472 syn- 参照）、遺伝学的に異なるドナーの組織（同種移植片：allograft）（19 allo- 参照）、異種生物からの移植片（異種移植片：xenograft）、動物からの移植片（動物移植片：zoograft）（547 zoo- 参照）があります。

---

546 ★ xero-　乾燥
[zíːr(ou,ə)]
ギリシャ語 *xeros*（乾燥した）
＜英語　dry＞

xeroderma ＝ xero- ＋ -derma
乾皮症　　　乾燥　　皮膚

xeroradiography	ゼロラジオグラフィ[乾式X線撮影(法)]	radio-【放射線】＋ -graphy【記述法】
xerophthalmia	眼球乾燥(症)、乾燥眼	ophthalm-【眼】＋ -ia【病態】
xerosis	乾皮症、乾燥症	-osis【病態】
xerostomia	口内乾燥症	stom-【口腔】＋ -ia【病態】

547 ★ zoo-　動物
[zouə]
ギリシャ語 *zoon*（動物）
＜英語　animal＞

zoophobia ＝ zoo- ＋ -phobia
動物恐怖症　動物　恐怖(症)

zoograft	動物移植片	graft（移植片）
zoology	動物学	-logy【学問】
zoonosis	ゾーノーシス[人獣共通感染症]	nosis（ギリシャ語 *nosos*：病気）
zooplasty	動物皮膚移植(法)	-plasty【形成(術)】

548 ★ zygo-　接合
[záig(ou,ə)]
ギリシャ語 *zygon*（くびき）
＜英語　yoke＞

zygosyndactyly ＝ zygo- ＋ syn- ＋ -dactyly
合指症　　　　　接合　　共に　　　指

zygomycosis	接合真菌症	myc-【真菌】＋ -osis【病態】
zygospore	接合胞子	spore（胞子）
zygosis	接合生殖	-osis【状態】

549 ★ zygomatic(o)-　頬骨
[zaigoumætik(ou)]
ギリシャ語 *zygoma*（ボルト、かんぬき）
＜英語　zygoma, cheekbone＞

zygomaticofacial	= zygomatico-	+ facial
頬骨顔面の	頬骨（キョウコツ）	顔面の

zygomatic	頬骨の	-ic〔形容詞語尾〕
zygomaticofrontal	頬骨前頭の	frontal（前頭部の）
zygomaticosphenoid	頬骨蝶形骨の	sphenoid（蝶形骨の）

550 ★ zymo-　酵素、発酵
[záim(ou,ə)]
ギリシャ語 *zyme*（パン種）
＜英語　enzyme, fermentation＞

zymogram	= zymo-	+ -gram
ザイモグラム［電気泳動像］	酵素	記録図

zymogen	チモーゲン［酵素原］	-gen【生成物】
zymogenesis	酵素発生	-genesis【発生】
zymogenic	チモーゲンの、酵素発生の	-genic【生じる】

> **コラム　パンと酵素**
>
> 　まだ人類が酵素（enzyme）を知らなかった紀元前から、微生物による発酵技術として酵素が食品の加工に用いられていました。紀元前 2000 年頃には古代エジプトで、発酵によりパンやビールが、また古代ギリシャでは紀元前 6 世紀頃から、エジプトから製法が伝えられパンが作られていました。発酵の正体が酵素作用であることが解明されたのは、19 世紀になってからです。酵素を表す enzyme は、ギリシャ語 *en*（内）+ *zyme*（パン種、酵母）に由来します。

索引

あ

亜	148
愛する	117
間	70
間に	87
悪臭	17
顎	57
足	112, 125
味の状態	54
汗(腺)	61
頭	22
新しい	94
厚い	108
アテローム	12
後	126
後に	87
後へ	8
アフェレーシス	10
網状	134
誤った	90
アルカリ	6
アルコール	99
アルブミン	5

い

胃	53, 171
硫黄	149, 154
石	79
短い	17
異種	61, 173
異常	39, 110
異常な熱中	85
痛み	5, 99
1	90, 165
異物	173
医療	65
色	27
陰窩	33
陰茎	116
インスリン	70

う

| 咽頭 | 116 |

上	44, 149
上に	107
上へ	8
内	43, 44, 71
(上)腕	17
膿	131
運動	76

え

栄養	161, 162
会陰	114
疾病	97
S状結腸	142
〜炎	73
円	33
塩基	14
炎症	73
円板	39

お

横隔膜	119
黄疸	66
嘔吐	42
横紋筋	135
多い	91, 126
大きい	83
遅い	17
表	44
音声	118

か

過〜	114
外陰	173
外傷	160
灰色	126
回腸	67
灰白質	126
海綿	146

177

顔	49
化学	25
鏡	139
核	75, 97
〜学	66, 80
角質	75
拡張(症)	40
角膜	75
学問	66, 80
隠れた	33
化合物	67, 73
過剰	63, 107
過剰漏出	135
下垂	129
化石	73
硬い	138
形	52, 99
形(態)	90
活動を刺激する	162
過度	149
果糖	52
化膿	131
〜化物	67
下方	20, 70, 148
ガラス	63
体	142
体の部分	73
カリウム	75
顆粒	59
カルシウム	18
(卵)管	163
管	163
癌	19
眼位の異常	162
感覚	47
環境	40
眼瞼	16
環式	33
関節	11
完全	109
完全に	38
乾燥	174
肝臓	60
寒冷	33

き

黄色	50, 173
記憶	90
器官	105
気管	159
気管支	18
奇形	152
記述法	58
基礎	14
逆	31, 32, 134
球	144
球菌	29
急速な	108
〜狂	85
胸郭	154
頬骨	175
狭窄(症)	147
胸腺	155
恐怖(症)	118
強膜	138
胸膜	123
局所	158
巨大	54, 86
記録器	58
記録図	58
近接	74
金属	88
金属元素名	73
緊張	158
緊張(症)	157
緊張(症、性)の	157
筋肉	91, 92
筋膜	49

く

空気	4, 124
空腸	74
薬	116
果物	52
口	148
唇	24, 76
クモ(膜)	10

け

計器	88
蛍光	51
形成	53, 121, 125
形成されたもの	122
形成（術）	122
頸部	24, 160
計量	88
痙攣	143
外科的開口部	148
外科的穿刺	22
外科的縫合	135
血液	60
血液の状態	43
結核	163
血管	8, 170, 171
月経	87
結合体	109
血漿	122
楔状	144
血小板	154
血清	141
結石	79
結石症	79
結節	163
血栓	154
結腸	30
欠乏	64
欠乏（症）	113
結膜	31
ケトン（基）	75
腱	152
原形質	122
言語	56, 80
肩甲骨	137
検査法	139
減少（症）	113
瞼板	151

こ

コイル	145
（神経）膠	55
抗	9
（硬）口蓋	166
口蓋	109
口蓋垂	146
光学	104
硬化症	139
睾丸	104
交感神経	150
航空	4
虹彩	71
甲状腺	155
亢進	63
向性の	162
鉱石	73
光線	3
酵素	11, 175
喉頭	77
後方	127, 134
後方へ	133
肛門	127
超えた	63
超えて	107, 165
越えて	87, 160
呼吸	123, 124, 145
黒色	86
心	129, 155
腰	81
鼓室	164
骨膜	115
骨髄	92
骨盤	112, 131
固定	115
異なる	6
鼓膜	93, 164
殺す（もの、人、薬剤）	28
昏睡	93
困難	39

さ

細気管支	18
細菌	14
細胞	34, 35
細胞増加（症）	35
催眠	63
細網	134
鎖骨	29
坐骨	72

179

鞘	169
3	161
酸	2, 108
〜酸塩	12

し

死	94, 153
視覚	103, 104
時間	28
耳管	137
塩素	25
子宮	64, 88, 168
糸球体	55
自己	14
仕事	45
脂質	78
歯槽	7
下	64, 165
舌	56
死体	94
（脳、心）室	171
歯肉	55
し始めること	47
脂肪	4, 78, 140, 147
斜視	162
周囲	114
臭素	17
十二指腸	39
絨毛膜	27
〜腫症	101
腫大	86
腫瘍	101, 102
上位	149
小陰唇	98
漿液	141
消化	113, 114
障害	39
上顎	85
小骨	106
硝子質	63
生じる	54
（病的）状態	72
状態	65, 106
小児	112
小脳	23

上皮	45
小胞（小嚢）	172
静脈	117, 171
静脈瘤	170
少量	100
食道	47
女性	59
女性の性欲	98
視力	103, 104
腎盂	112, 131
真菌	92
神経	95
神経節	52
心臓	19, 20
腎臓	94, 134
靭帯	150
浸透	106
心房	13
親和性がある	117

す

（口蓋）垂	169
髄質	86
水腫	41
水素	63
膵臓	110
髄膜	87
睡眠	63
頭蓋	32
筋	137
スペクトル	143
鋭い	108

せ

性愛	46
精液	57, 143
精子	143
静止	146
正常	96
精神	119, 129
精神状態	120, 155
生成	53, 125
生成物	53
性腺	58
生態	40

成長	120
精嚢	172
生物	15
生命	15
声門	56
赤色	46
青色	33
脊髄	92, 132
脊椎	132, 145, 146, 172
石灰	18
切開(術)	157
接合	174
切除(術)	41
切断	156
接着双生児	109
狭い	147
腺	3
全	109
線維	50
線維素	50
前駆物質	127
仙骨	136
洗浄	29
全体	62
先端	3
前庭	172
前方	9
線毛	29
前立腺	128

そ

臓器	105
相互	70
走性	152
総胆管	26
促進物質	5
測定法	88
底	14
組織	62
足根	151
外	40, 48

た

対	9
胎芽	42

体腔	21
胎児	42, 50
大腸	30
大動脈	9
大脳	24
胎盤	120
太陽	59
粘液	16, 91, 93
唾液(腺)	141
耐える	128
高さ	3
正しい	105
脱	36
種	57
食べること	115, 116
単一	90, 165
胆管	25
胆汁	15, 26
炭水化物	105
男性	8
炭素	19
断層	156
胆嚢	26
タンパク質	128

ち

小さい	89
チオ基	154
知覚	47
近く	110, 114
膣	30, 169
窒素	95
中央	89
(鼻)中隔	140
中心	22
虫垂	10
中性の	95
注入	29
腸	44
超過	149
聴覚	3, 13
蝶形骨	144
腸骨	68
腸チフス	164
聴力	3

181

直腸	127, 133
治療	153

つ

椎間板	39
(脊)椎骨	172
椎骨	146
通過	114
痛覚	6
次	126
爪	102

て

手	24
低下	64
摘出(術)	41
(第一)鉄	49
(第二)鉄	49
鉄	141
電気	42
デンプン	8

と

洞	142
糖	56, 105
同一	62
瞳孔	31, 130
橈骨	133
同種	62
同等	72
動物	174
動脈	11
通って	38, 160
毒	159
特異的	67
棘	145
共に	150

な

ない	2, 165
内臓	145, 173
内皮	44
ない(無、不、非)	96
長い	83
涙(嚢)	35

軟化(症)	84
軟骨	27

に

2	38
におい	106
肉	137
二重	38
偽	129
日光	59
ニトロ基(を含む)	95
2(倍、度)	15
鈍い	7
乳汁	52, 77
乳頭	84, 110
乳び	28
乳房	84, 85
尿	168
尿管	167
尿細管	163
尿酸	168
尿素	166
尿道	167
尿の状態	168

ね

熱	49, 132, 154

の

脳	43
囊(胞)	34, 172

は

歯	36, 98
葉	80
肺	124, 130
胚	15, 16, 42
排泄促進の	167
梅毒	150
排尿	167
肺胞	7
配列	152
白色	78
爆薬	73
場所	158

派生	10
発育	121
発酵	175
発疹チフス	164
発生	53
鼻	94, 135
速い	151
腹	2, 21, 53, 77, 171
腫れ	21
破裂	136
反	9
汎	109
反対	31, 32
斑の状態	121
半分	60, 140

ひ

火	132
光	119
光り始めること	47
尾骨	30
膝	57
皮脂	140
皮質	32
ヒステリー	64
脾臓	145
肥大	86
左	78, 142
皮膚	37
病気	111
病態	65, 106

ふ

副	110, 148
複	38
副交感神経	111
副腎	4
副腎皮質	4
腹膜	115
房	13
浮腫	41
不十分	165
防ぐ	128
再び	8, 133
(化学)物質	69

フッ素	51
ブドウ(球菌)	146
ブドウ糖	56
プラズマ	122
分解	82, 83
分解の	83
分光	143
糞便	31, 137
分娩	111, 156
噴門	19
分離	10, 36
分裂	138

へ

へそ	102
ヘルニア	21, 61
変化して	87
扁桃(腺)	158

ほ

膀胱	34, 172
放射線	3
放射線(X線)	133
他の	6
星	12
発作	77
骨	106, 107
頬	18

ま

前	9, 51, 127
麻酔	93
まっすぐ	105
麻痺	123
粥状	12

み

右	37
水	63
緑	25
耳	13, 107
脈管	8, 170, 171
脈拍	144
脈絡膜	27

む
無色 ... 2

め
眼 ... 98, 103
芽 ... 15, 16
迷走神経 ... 170
免疫 ... 68

も
盲腸 ... 21, 164
毛髪 ... 161
網膜 ... 134
盲目 ... 164
毛様体 ... 29, 33
模倣 ... 89

や
軟らかい ... 84

ゆ
有機 ... 105
幽門 ... 131
指 ... 35, 36

よ
良い ... 48
溶解 ... 82, 83
溶解の ... 83
羊水 ... 7
ヨウ素 ... 71
腰椎 ... 81
羊膜 ... 7
横切って ... 160
ヨード ... 71
夜 ... 96, 97
4 ... 132, 153

ら
らせん ... 59, 145
卵管 ... 137
卵(子) ... 103, 108
卵巣 ... 103, 107
精巣 ... 104

り
立体 ... 148
流出 ... 136
リン ... 119
リンパ ... 81
リンパ管 ... 82
リンパ節 ... 82

る
類似 ... 62, 89, 99

れ
裂 ... 138

ろ
瘻孔 ... 151
漏出 ... 136
老人 ... 54
老年期 ... 54
肋骨 ... 32, 123

わ
(状態が)悪い ... 83
悪い ... 90

を
〜を好む病気[傾向] ... 117

参考文献

河合良訓、原島広至 『臓単』 エヌ・ティー・エス
河合良訓、原島広至 『骨単』 エヌ・ティー・エス
河合良訓、原島広至 『脳単』 エヌ・ティー・エス
さかもと未明 『ギリシア神話、神々と人間たち』 講談社
Anderson, K.N., Anderson, L.E., Glanze W.D. 『Mosby's Medical Dictionary, 4th edition』 Mosby, Missouri
松村一男　ほか 『もう一度学びたい ギリシャ神話』 西東社
星和夫『楽しい医学用語ものがたり』 医歯薬出版
星和夫 『続　楽しい医学用語ものがたり』 医歯薬出版
小川鼎三 『医学用語の起り』 東京書籍
中尾俊夫、寺島廸子 『図説　英語史入門』 大修館書店
Simpson, J.A., Weiner, E.S.C., Burchfield, R.W. et al. 『The Oxford English Dictionary, second edition』 Clarendon Press, Oxford
小西友七、安井稔他 『小学館ランダムハウス英和大辞典 第2版』 小学館
相川直樹、五十棲健他 『南山堂 医学大辞典　第19版』 南山堂
佐藤登志郎、宮原英夫他 『スタンダード医学英和辞典』 南山堂
伊藤澄信、下正宗他 『臨床医学小辞典』 同文書院
飯田恭子、平井美津子 『アタマとオシリでわかる医療英単語』 医学書院
前田滋、井上尚英 『科学英語語源小辞典』 松柏社
志村史夫 『理科系のための英語力強化法』 ジャパンタイムズ
玉尾晧平、桜井弘他 『完全図解　周期表』 ニュートンプレス
ステッドマン医学大辞典編集委員会 『ステッドマン医学大辞典　改訂第6版』 メジカルビュー社
Quirk, R., Greenbaum, S. et al.　『A Grammar of Contemporary English』 Longman, Essex

著者紹介

平井　美津子

京都薬科大学薬学部を卒業後、病院薬局に3年、医療系広告代理店に7年勤務。その後、京都外国語大学大学院外国語学研究科に入学。博士前期課程修了後、大学の非常勤講師と管理薬剤師を経て、長崎国際大学人間社会学部国際観光学科に着任。現在に至る。

著作権法上、無断複写・複製は禁じられています。

語源で学ぶメディカル・イングリッシュ 550

2011年4月5日　　　1刷
2021年4月1日　　　2刷

著　者──平井　美津子

Ⓒ Mitsuko Hirai, 2011

発行者──南雲一範

発行所──株式会社南雲堂

〒162-0801　東京都新宿区山吹町361番地
電話　　　（03）3268-2384　（営業部）
　　　　　（03）3268-2387　（編集部）
FAX　　　（03）3260-5425　（営業部）
振替口座：00160-0-46863
E-mail　　nanundo@post.email.ne.jp
URL　　　http://www.nanun-do.co.jp/

印刷所／日本ハイコム株式会社　　製本所／松村製本所

ISBN 978-4-523-26496-5　　C0082　　＜ 1-496 ＞

大学英語のあらゆる場面で活用できるカラー・低価格の充実英語文法書！

豊永 彰 著
英文法ビフォー＆アフター
〈普及版〉

A5判　頁数：512　定価（本体1400円＋税）　フルカラー
ISBN 978-4-523-25152-1

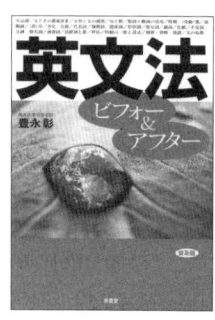

文法書の決定版！大好評の「英文法ビフォー＆アフター」のカラー版が普及版として新たに登場。本書は英文法の基本となる部分を扱い、かんで含めるような懇切丁寧な解説が特徴です。5分間シリーズに同書準拠のワークブックも完備。自宅用学習書としても大変好評です！

目次
第1章8品詞／第2章文とその構成要素／第3章文型と文の種類
第4章句と節／第5章動詞と動詞の活用／第6章時制
第7章受動態／第8章助動詞／第9章［叙］法／第10章否定
第11章名詞／第12章代名詞／第13章疑問詞／第14章関係詞
第15章形容詞／第16章限定詞／第17章副詞／第18章比較
第19章不定詞／第20章分詞／第21章動名詞／第22章前置詞
第23章接続詞と節／第24章呼応／第25章時制の一致と話法
第26章倒置・省略・強調／第27章文の転換

南 雲 堂
http://www.nanun-do.co.jp/